Bu kitap sizin için.

Sadece destek vermekten çok daha fazlasını sunan bakım çalışanları için.

Her şey değişse bile sevmeye devam eden yakınlar için.

Ve tüm bunlara rağmen hâlâ hisseden, gülen, hatırlayan insanlar için.

Etkinlik kitabi

Demanslı bireyler için

Bu kitap, kâğıt ve etkinliklerden daha fazlasıdır.
Hatırlamaya, gülümsemeye ve birlikte deneyimlemeye bir davettir.

IMPRESSUM

FSC
www.fsc.org
MIX
Papier aus verantwortungsvollen Quellen
Paper from responsible sources
FSC® C105338

Bibliografische Information der Deutschen Nationalbibliothek: Die Deutsche Nationalbibliothek verzeichnet diese Publikation in der Deutschen Nationalbibliografie; detaillierte bibliografische Daten sind im Internet über dnb.de abrufbar.

Autorin Mirta Rostas

Verlag BoD · Books on Demand GmbH, Überseering 33, 22297 Hamburg, bod@bod.de

Druck Libri Plureos GmbH, Friedensallee 273, 22763 Hamburg

Sprache des Haupttextes: Türkisch

ISBN: 978-3-6963-5585-2

Inhalt

Önsöz 3

Kavram Açıklaması 4

Kitap Tasarımı 4

Bu kitap nasıl kullanılır? 5

BENİM ANILARIM 7

KARMA TAHMİN EGZERSİZLERİ 13

- Hayvanları tanı 15
- Suda yaşayan hayvanlar 17
- Çiçekler 19

NESNELERİ EŞLEŞTİR 21

- Mutfak 23
- Kahvaltı 25
- İçecekler 27

TERZİLİK 29

- Uygun olanları birbirleriyle eşleştirin 31
- Giysilerin adlarını söylemek 33
- Bir elbise nasıl yapılır? 35
- Güzel kumaşlar 39

ESKİDEN HASTA BAKIMI 41
Hastane 43
ESKİDEN ALIŞVERİŞ 49
Dikkatlice bakın... 51
Böyle bir fiyat listesi gördünüz mü? 54
MISAFİRPERVERLİK 55
Misafirleri böyle karşılardık 56
NOKTALARI BİRLEŞTİR VE KEŞFET 65
Noktaları birleştirin ve keşfedin 67
HESAP ALIŞTIRMALARI 73
Basit hesaplama alıştırmaları 75
Günlük hesaplama 77
Toplama işlemi 79
LABİRENT 83
Araba bozuldu ve tamire gitmesi gerekiyor! 85
Labirent ve Konuşma 87
Ortak çalışmalar 88

ÖNSÖZ

Demanslı bireylerin bakımı özel bir görevdir – uzmanlık bilgisi, sabır ve her şeyden önce insanlık gerektirir. Her gün, çoğu zaman planlanamayan yeni durumlar ortaya çıkar.

Ancak tam da burada büyük bir fırsat yatar: güven, mutluluk ve yön bulma hissi sağlayan anları bilinçli bir şekilde oluşturmak.

Bu kitap, günlük yaşamı birlikte anlamlı ve saygı dolu bir şekilde şekillendirmenizde size destek olmayı amaçlamaktadır. İçerdiği alıştırmalar ve öneriler, kolay anlaşılır, hemen uygulanabilir ve bireysel yeteneklere ve ihtiyaçlara esnek şekilde uyarlanabilecek biçimde hazırlanmıştır.

Çünkü demanslı her insan benzersizdir – kendi yaşam öyküsü, kişisel tercihleri ve sahip oldukları ile.

Bakım verenler için bu, profesyonel bir yapıyı empati ile birleştirmek anlamına gelir. Yakınlar için ise çoğu zaman birlikte yeni yollar bulmayı ifade eder. Ancak her iki rolü de aynı hedef birleştirir: yaşam kalitesini korumak ve değerli anlar yaratmak.

Önemli olan her şeyi "doğru" ya da "mükemmel" yapmak değildir. Çok daha önemli olan, anda kalabilmek, küçük başarıları fark etmek ve gerçek bir bağ kurabilmektir – kelimeler yavaş yavaş azalmaya başlasa bile.

KAVRAM AÇIKLAMASI

Bu kitapta bilinçli olarak "demans" terimini kullanıyorum. Bununla hep demans türü bir hastalık kastedilmektedir.
"Demansiyel hastalık" ifadesinin mesleki açıdan daha doğru olduğunun farkındayım. Ancak günlük kullanımda bu terim çoğu zaman biraz ağır ve fazla tıbbi gelmektedir.
Bu kitap, tıbbi ya da terapötik bir uzmanlık kaynağı olmayı amaçlamamaktadır; aksine bakım verenler ve yakınlar için pratik ve günlük hayata yönelik bir destek sunmayı amaçlamaktadır. Bu nedenle daha yaygın ve kolay anlaşılır olan "demans" terimini bilinçli olarak tercih ettim.

KITAP TASARIMI

Bu kitabın A4 formatı bilinçli olarak seçilmiştir; çünkü içeriklerin kolayca algılanabilmesi ve kitabın rahat tutulabilmesi için yeterince büyüktür. Böylece mümkün olduğunca bağımsız çalışmayı da destekler.

Birçok yaşlı bireyin görme yetisi sınırlıdır. Bu nedenle özellikle büyük, net ve kolay okunabilir bir yazı tipinin kullanılmasına dikkat edilmiştir.

Görseller renkli, yüksek kontrastlı ve bilinçli olarak sadeleştirilmiştir. Bu sayede yönlendirme sağlar, kolayca tanınır ve dikkati önemli olana çeker. Genel olarak kitap, konsantrasyonu desteklemek ve dikkat dağıtıcı unsurları azaltmak için sakin ve düzenli bir şekilde tasarlanmıştır.

Çalışma sayfaları bilinçli olarak az metin içerecek şekilde hazırlanmıştır. Çünkü odak noktası öncelikle okumak değil; yapmak, deneyimlemek ve anı yaşamaktır.
Egzersizler farklı zorluk seviyelerine göre düzenlenmiştir. Ancak demans hastalıkları çok bireysel ilerlediği için hangi egzersizin kime uygun olduğunu genel olarak belirlemek mümkün değildir.
Bu nedenle geçerli olan şudur: denemek, gözlemlemek ve uyarlamak.

İyi gelen şey doğrudur.

BU KITAP NASIL KULLANILIR?

Bu kitap, aktif kalmaya ve günlük yaşamdan tanıdık konularla ilgilenmeye davet eder. Her sayfa sakin bir şekilde incelenebilir. Görseller, sorular ve küçük görevler; anıları canlandırmaya, sohbetleri teşvik etmeye ve birlikte güzel anlar yaratmaya yardımcı olur.

Kitap, bireysel olarak kullanılabilir ya da yakınlarla, bakım veren kişilerle veya bir grup içinde birlikte kullanılabilir. Bu süreçte tempo her zaman kişinin kendisi tarafından belirlenmelidir.

Önemli olan, baskı olmadan çalışılabilecek sakin ve hoş bir ortamdır. Mola vermek her zaman mümkündür ve çoğu zaman özellikle de değerlidir. Böylece küçük başarı deneyimleri, etkinleşme ve günlük yaşamda güzel ortak anlar için alan oluşur.

Bu kitap, günlük yaşamda bir yol arkadaşı olarak tasarlanmıştır – ilham verir, yükü hafifletir ve onurlu, değer veren ve aktif kılan bir bakım sürecini destekler.

İpucu

Aşırı zorlanmadan mümkün olduğunca kaçınılmalıdır. Kişi çok huzursuz, heyecanlı, yorgun veya aç olduğunda etkinlikler için ideal zaman değildir.

Bu tür anlarda önce sakinlik, güven ve iyi oluş hali sağlamak daha faydalıdır. Etkinlikler sadece yeniden daha fazla denge hissedildiğinde faydalı olabilmektedir.

Bu kitapla çok keyifli zamanlar geçirmenizi ve birlikte birçok değerli an oluşturmanızı dilerim.

BENİM ANILARIM

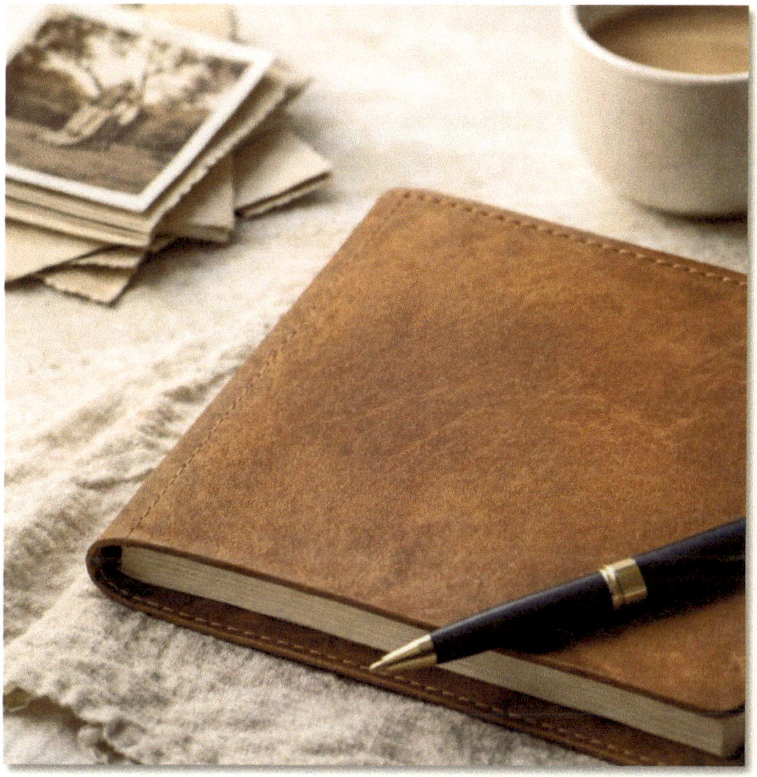

Anılar vardır – kelimeler eksik olsa bile

Bugün şunu hatırlıyorum...

Gençken şunları yapmayı severdim...

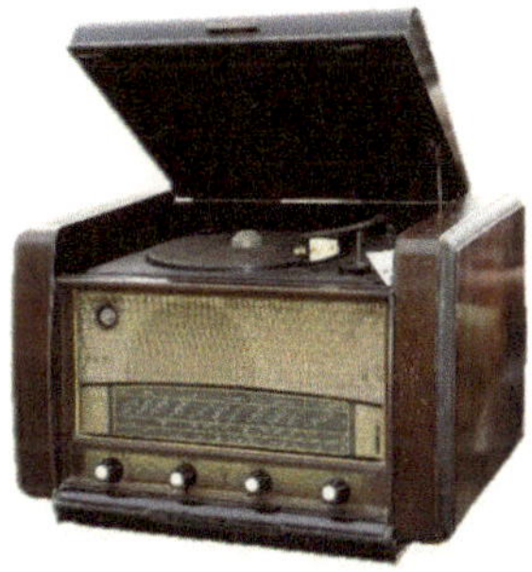

☐ Dışarıda oynardım

☐ Müzik dinlerdim.

☐ Dans ederdim.

☐ Kitap okurdum.

☐ Arkadaşlarımla vakit geçirirdim.

Evim şöyleydi:

☐ küçük ☐ büyük

☐ bahçeli ☐ şehirde

☐ kırsalda

Şunu da hatırlıyorum:

___

Bugün şunu hatırlıyorum...

O zamanki insanlar...

Benim evimde sık sık şu kişiler olurdu:

☐ Aile

☐ Arkadaşlar

☐ Komşular

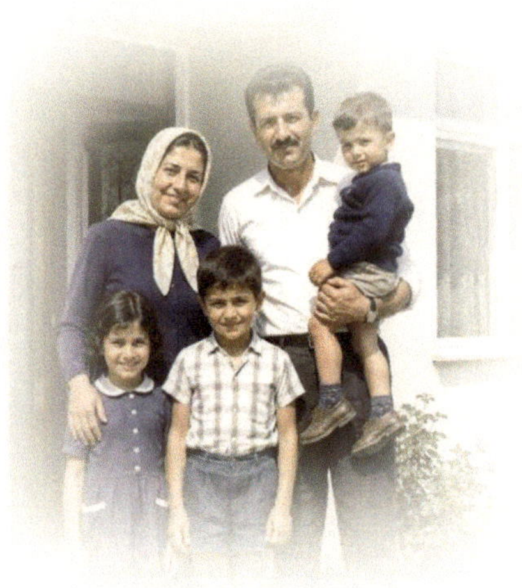

Evimde şunları yapmayı se-verdim...

☐ yemek yerdim

☐ gülerdim

☐ kutlama yapardım

Bu güzeldi, çünkü...

____

Bugün şunu hatırlıyorum...

...çocukluğum

Çocukken şöyleydim:

☐ neşeli

☐ meraklı

☐ oyun oynamayı seven

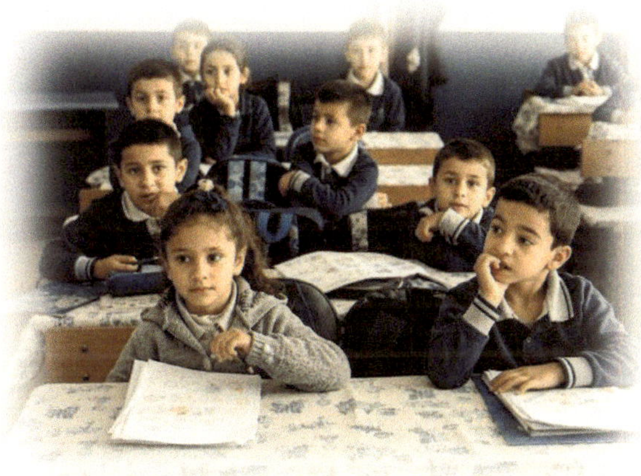

Okul benim için:

☐ heyecan vericiydi

☐ zordu

☐ güzeldi

☐ başkaydı

____

Bugün şunu hatırlıyorum...

...tatilimi

En sevdiğim tatil...

☐ deniz kenarında

☐ dağlarda

☐ bir şehirde

☐ kırsalda

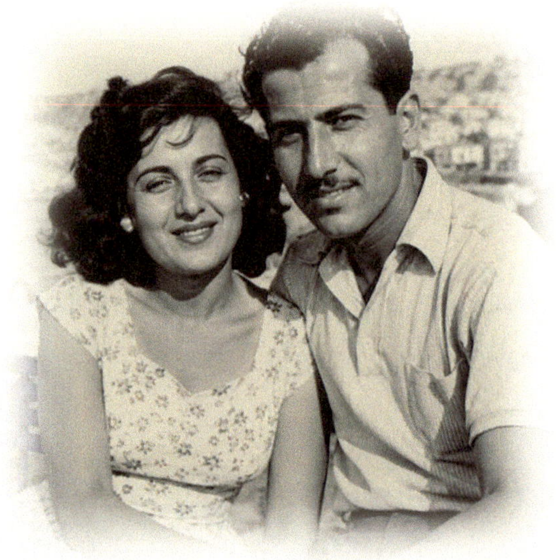

...en sevdiğim müzik

Bu müzik bana eskileri hatırlatıyor:

☐ Arabesk müzikler

☐ Türk halk müziği

☐ Klasik müzik

☐ Yabancı müzik

KARMA TAHMİN EGZERSİZLERİ

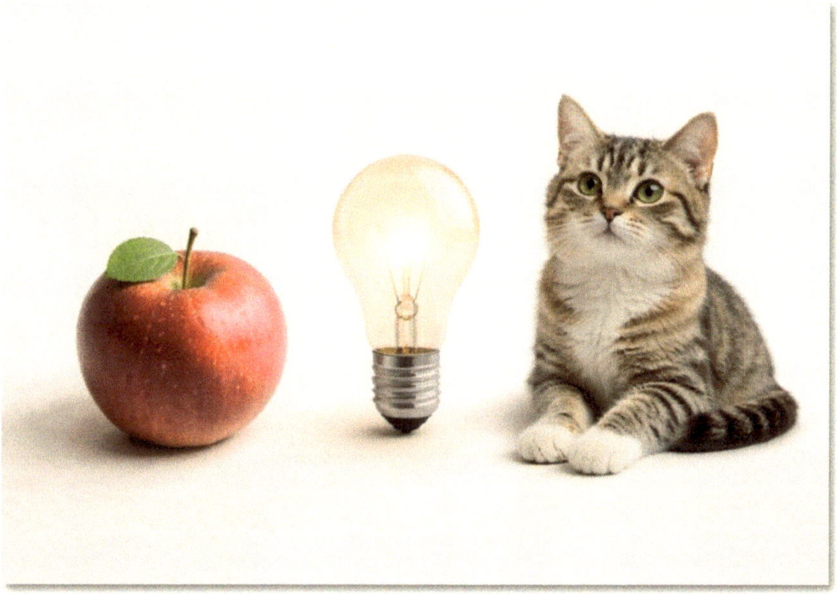

Keyifle tahmin et, merakla keşfet

Hayvanları tanı

Görev 1: Resimde ne görüyorsunuz?

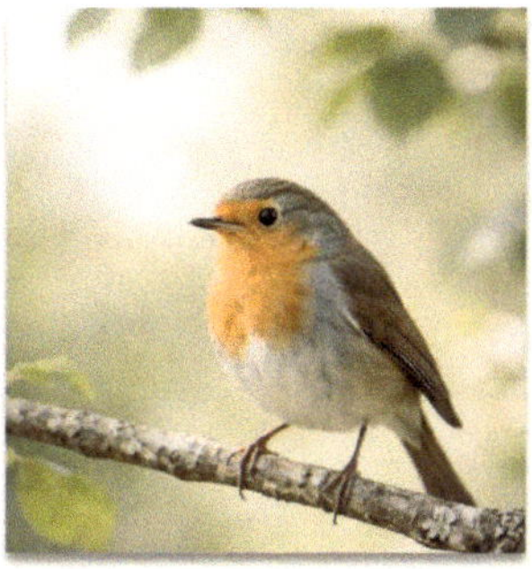

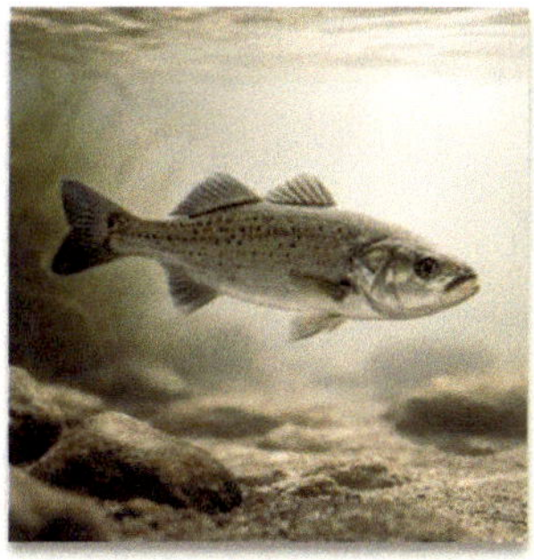

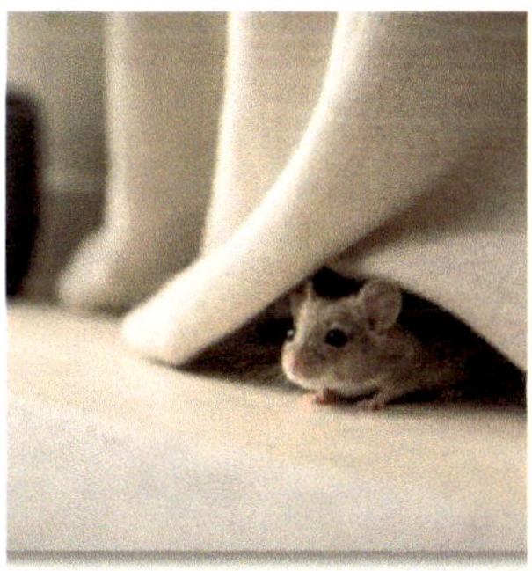

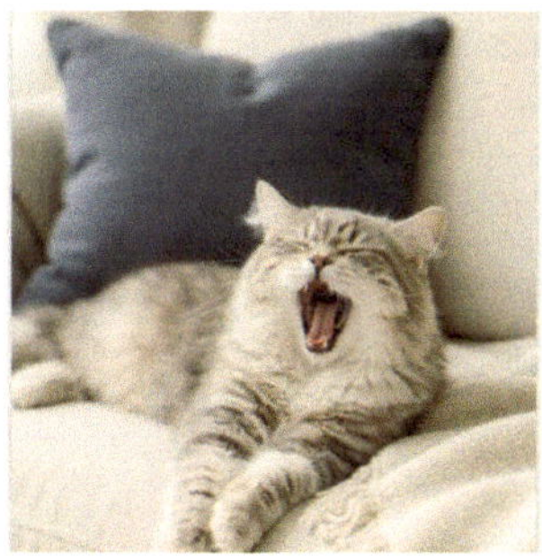

Görev 2: Hangi hayvanları gördünüz?

☐ Kuş

☐ Kedi

☐ Fare

☐ Tavuk

☐ Balık

Görev 3: Bu hayvanlar ne yer?

Kelime havuzu
Peynir – Fare – Kuş – Fındık

*Kedi şunu yer:*________________________

*Fare şunu yer:*________________________

Suda yaşayan hayvanlar

Görev 4: Suda yaşayan hayvanları gösterin.

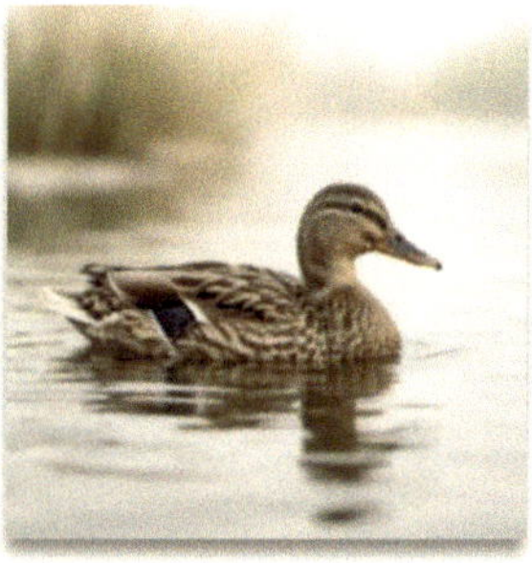

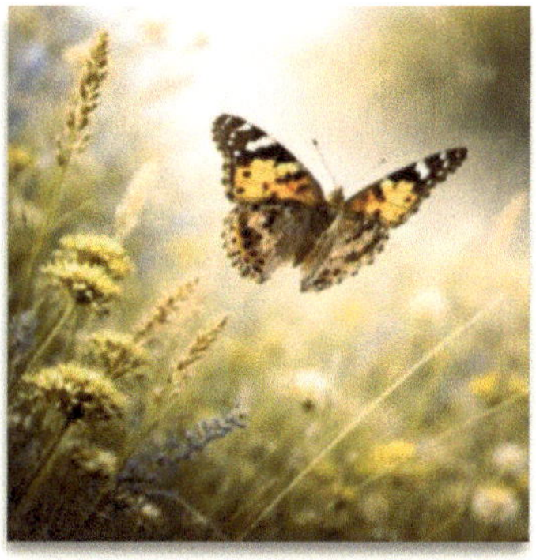

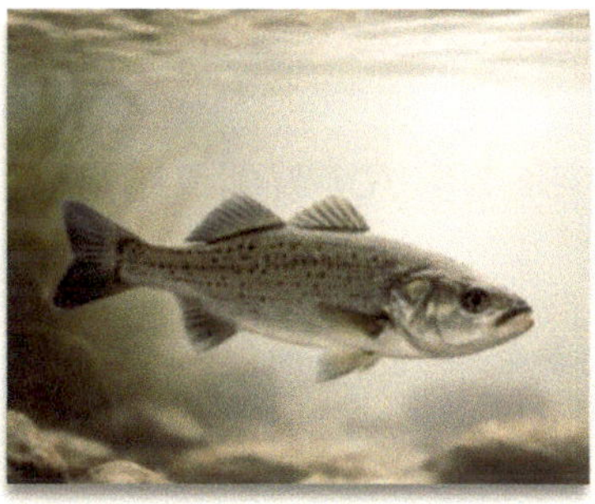

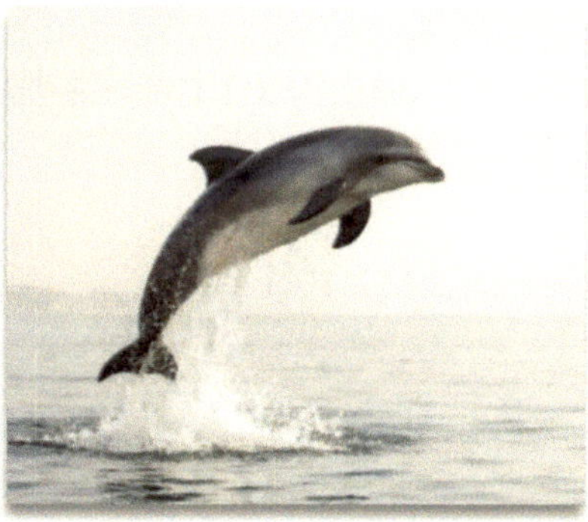

Görev 5: Hangi hayvanın yüzgeçleri vardır?

☐ Ördek

☐ Kelebek

☐ Balık

☐ Yunus

Görev 6: Suda yaşayan başka hayvanlar biliyor musunuz?

____

Çiçekler

Görev 7: Kaç tane çiçek görüyorsunuz?

1. 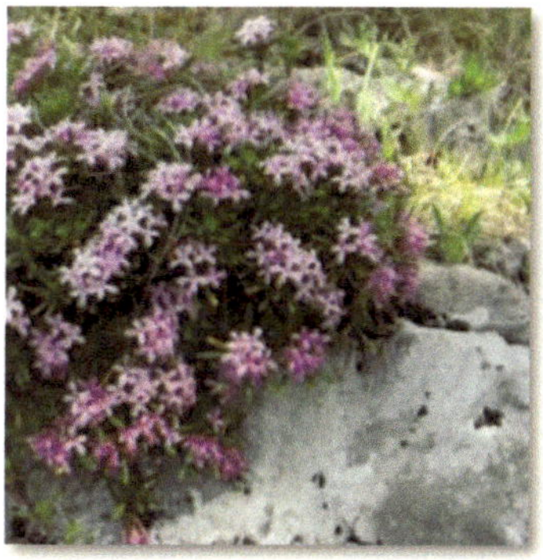	***2.*** 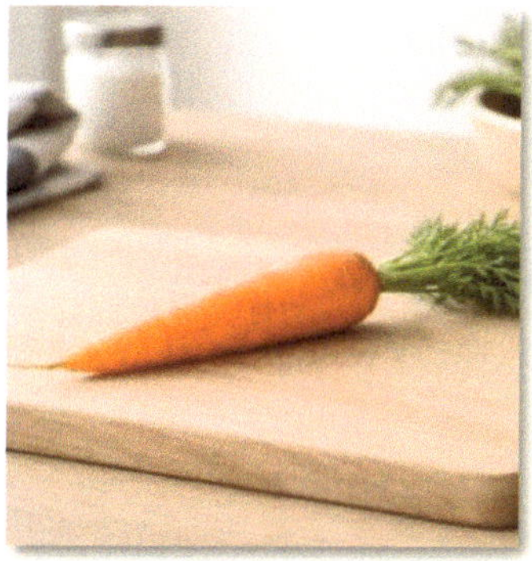
3. 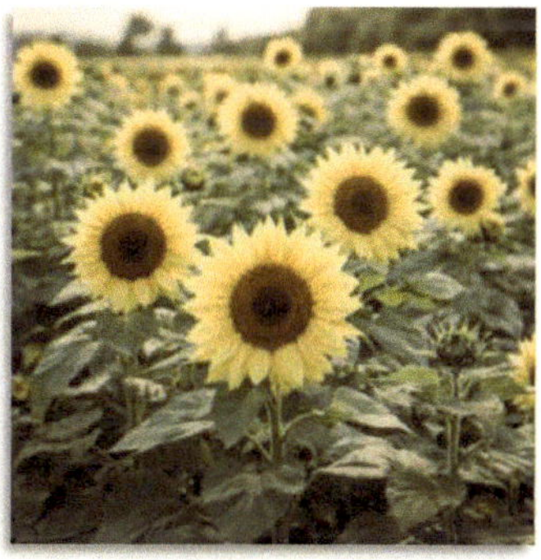	***4.*** 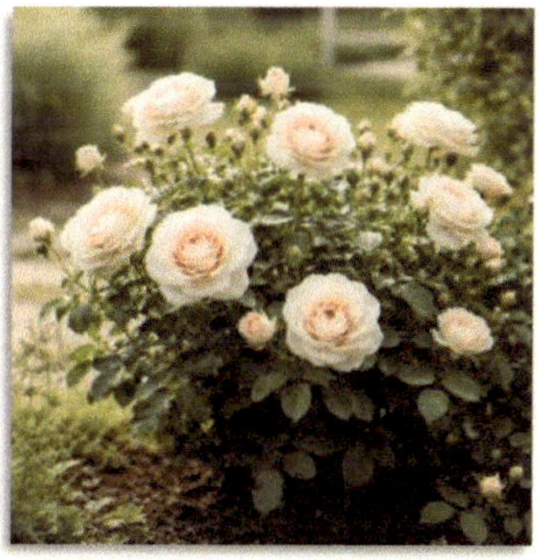

Görev 8: Lütfen soruyu cevaplayın:

Eskiden bahçenizde ya da balkonunuzda çiçekler var mıydı?

☐ evet

☐ hayır

Görev 9: Eğer varsa, hangileri:

____

____

Görev 10: Önceki sayfadaki hangi resim diğerlerinden farklı?

☐ **1.** ☐**2.** ☐ **3.** ☐**4.**

NESNELERİ EŞLEŞTİR

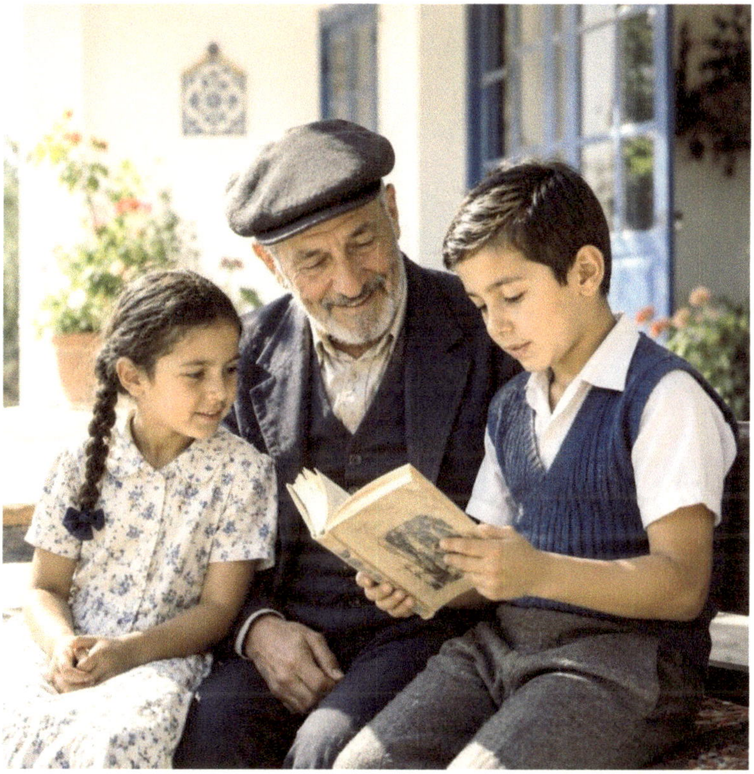

Günlük yaşam durumları hakkındaki bil-ginizi geliştirin

Mutfak

Görev 1: Mutfağa uygun olan resimleri eşleştirin.

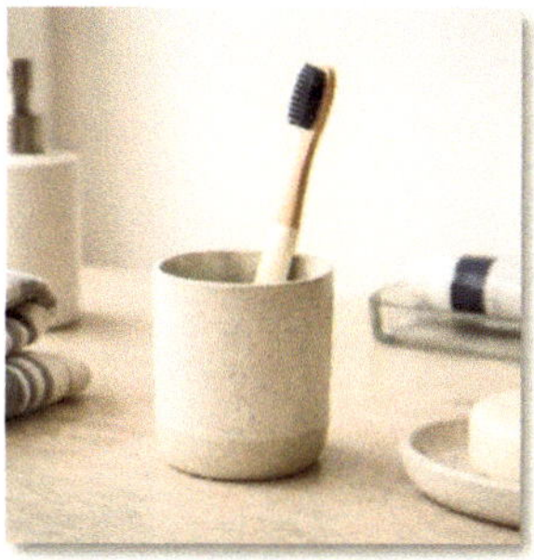	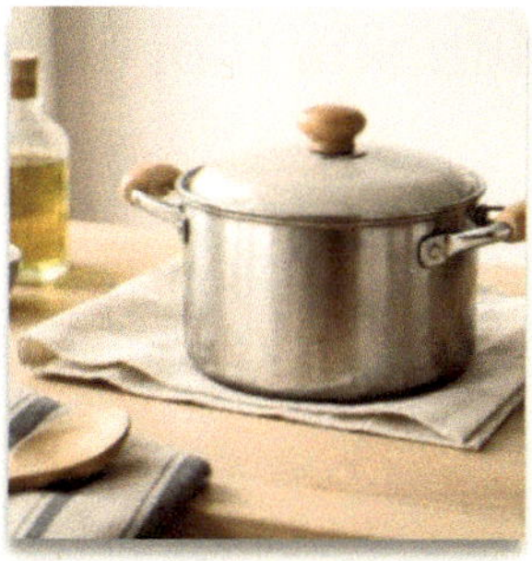
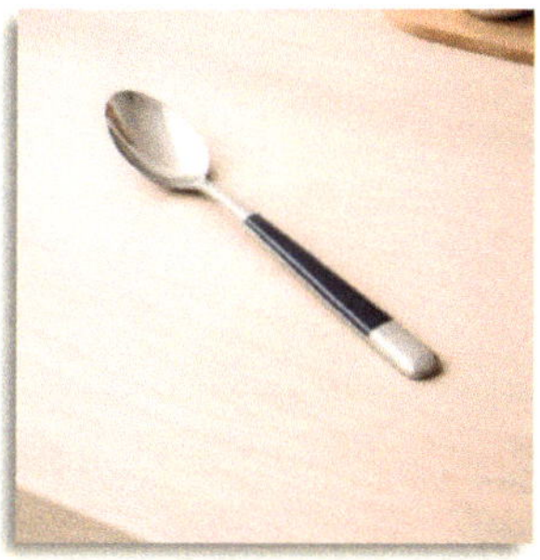	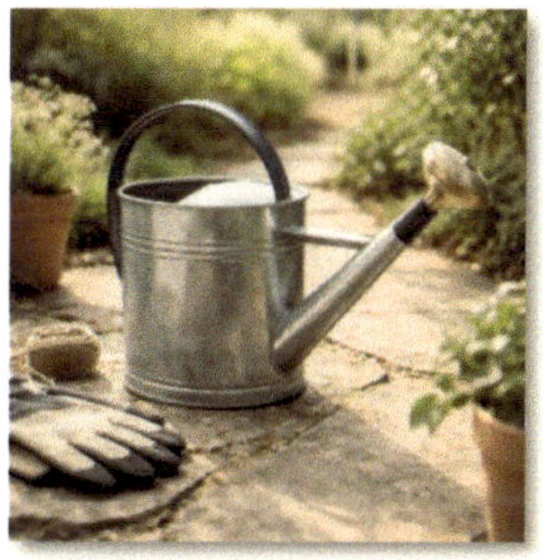
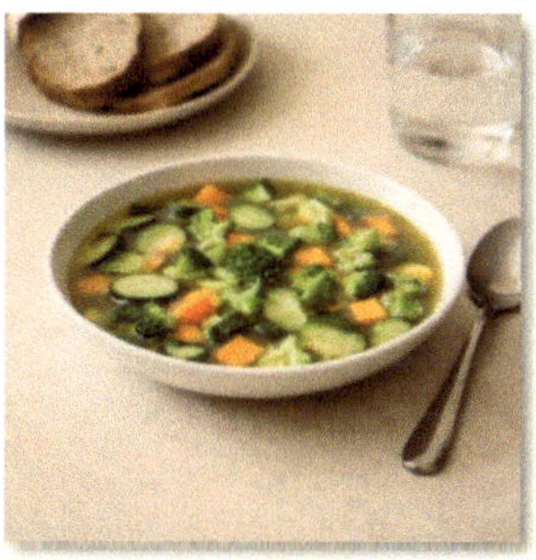	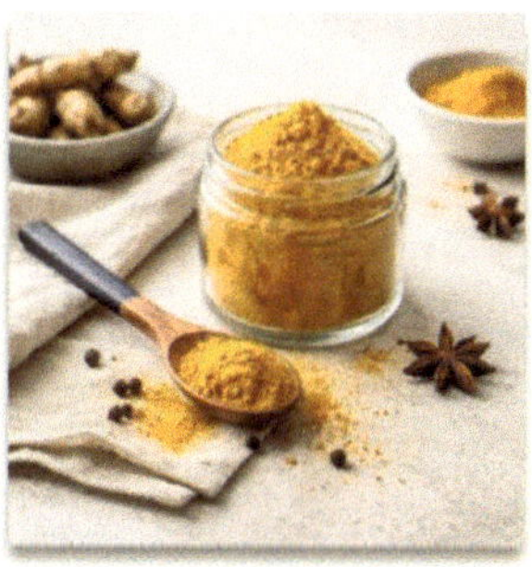

Görev 2: Lütfen soruları cevaplayın:

→ Yemek yapmak için ne kullanılır?

→ Mutfakta sapı olan neler vardır?

→ Mutfakta yenebilir olan ne vardır?

Görev 3: Kelime havuzu ile konuşma desteği:

Kelime havuzu
Yemek yapmak – Yemek – Mutfak – Çorba – Tencere

Kaşığı şu şekilde kullanıyorum ....

____

Bunu şunun için kullanıyorum ...

____

Kahvaltı

Görev 4: Uygun resimleri daire içine alın.

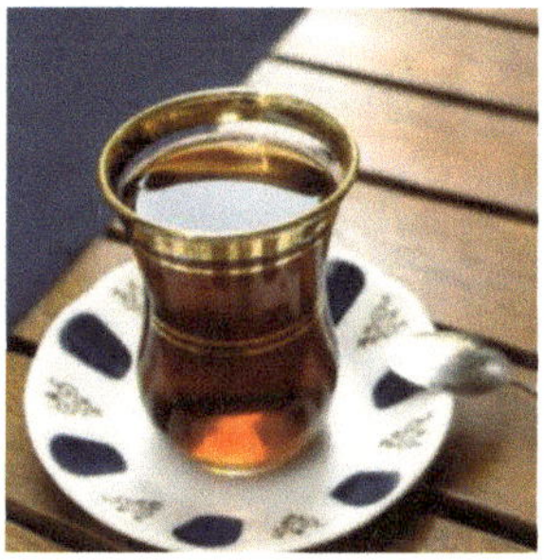

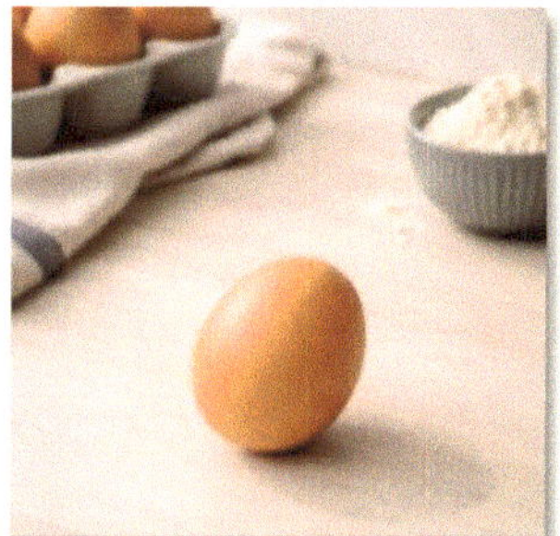

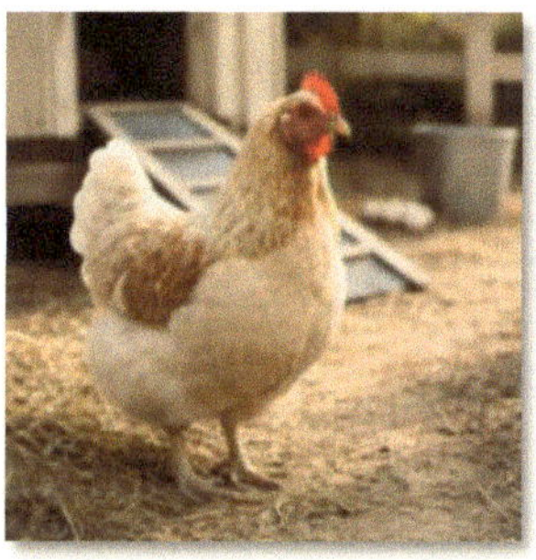

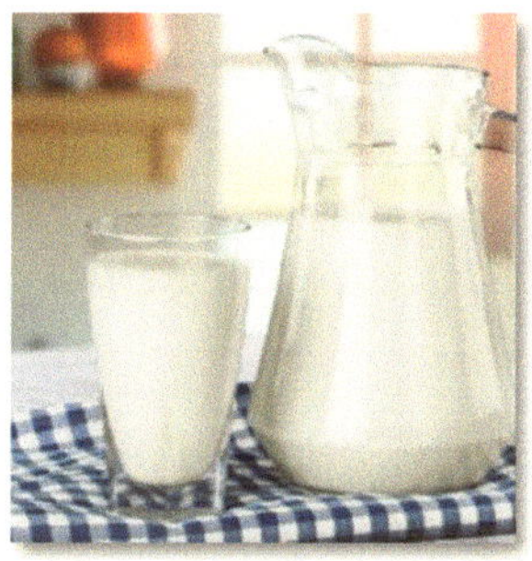

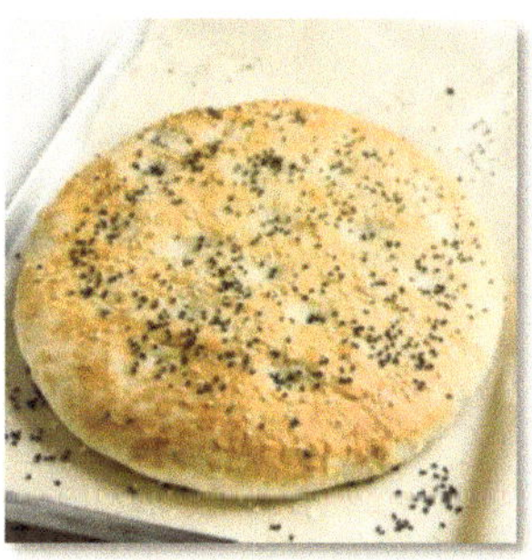

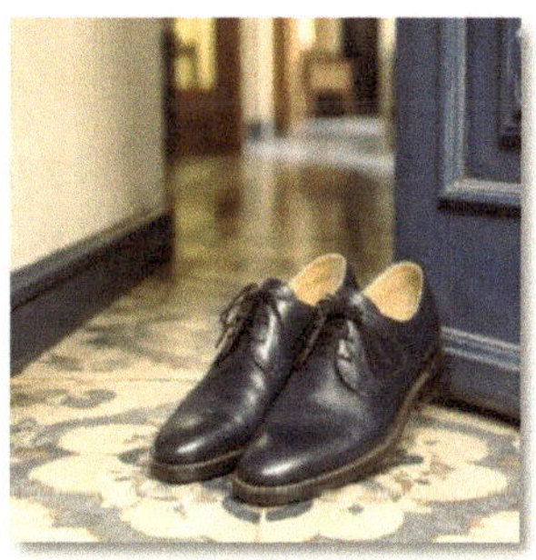

Görev 5: Lütfen şu soruları yanıtlayın:

→ Kahvaltıda süt mü içmeyi tercih edersiniz çay mı ?

→ İyi bir kahvaltıda kesinlikle ne eksik olmamalıdır?

→ Ne zaman kahvaltı yaparsınız?

Görev 6: Yüksek sesle cevaplayın:

Kahvaltıda en çok şunu yemeyi severim ______________

Kahvaltıda tatlı / tuzlu yerim _________________

İçecekler

Görev 7: Tüm içecekleri daire içine alın.

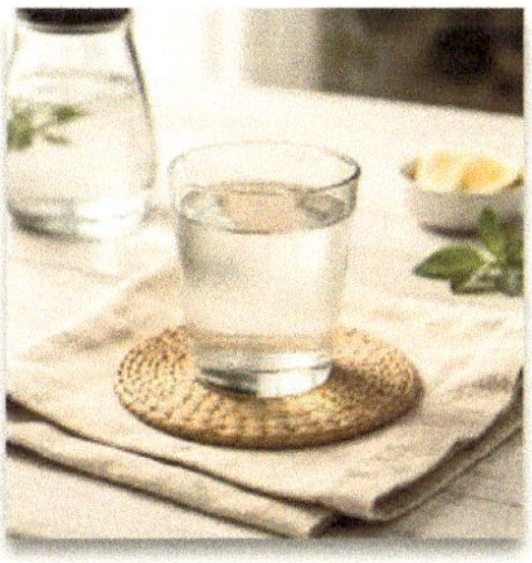	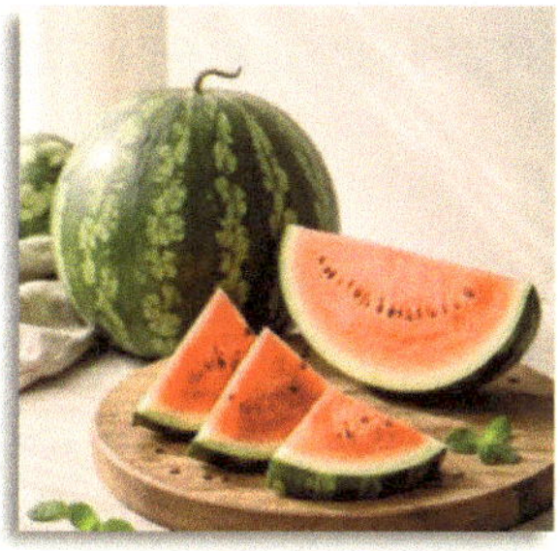
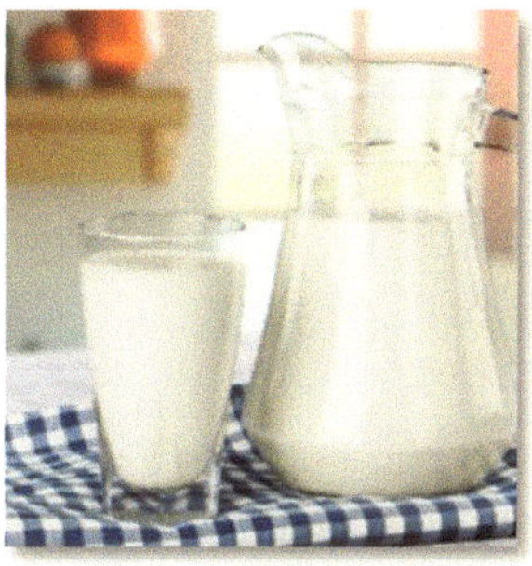	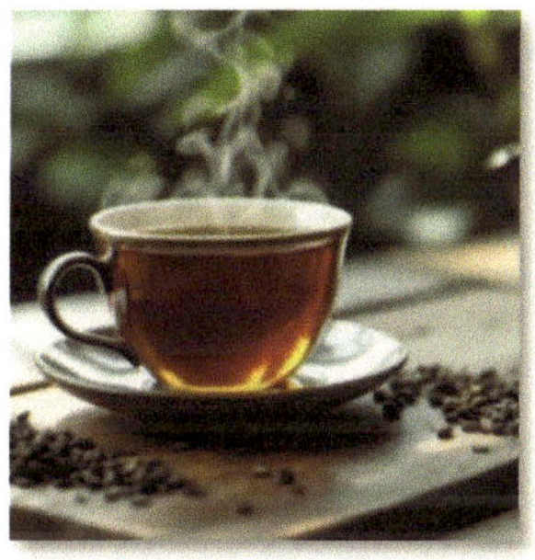
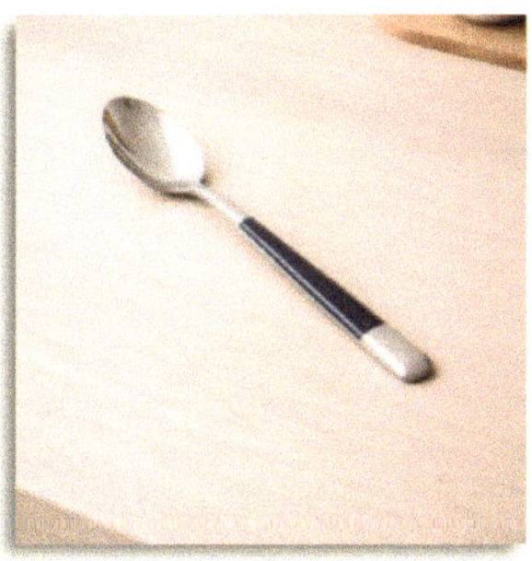	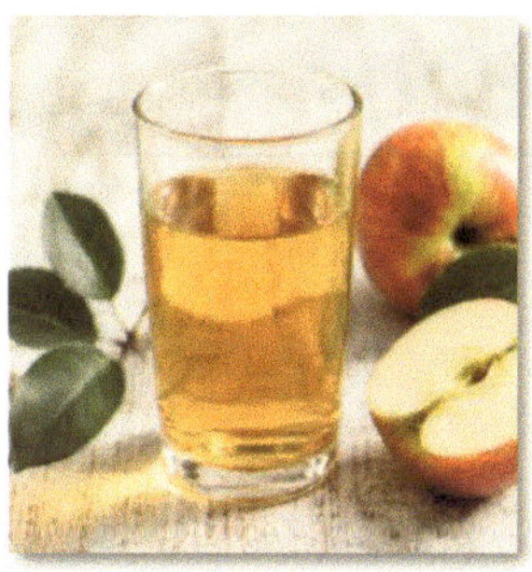

Görev 8: Lütfen şu soruları yanıtlayın:

→ Hangi içecekler sıcaktır – hangileri soğuktur?

→ Hangi içecekleri sevmezsiniz? Neden?

→ Hangi tatlı içecekleri biliyorsunuz?

Görev 9: Yüksek sesle konuşun:

*İçmeyi en çok sevdiğim.*________________

*Eskiden içtiğim.*________________

Görev 10: İçeceklerin olmadığı bir gün nasıl olurdu?

____

Başardınız!

☐ *tek başıma* ☐ *yardım aldım*

TERZİLİK

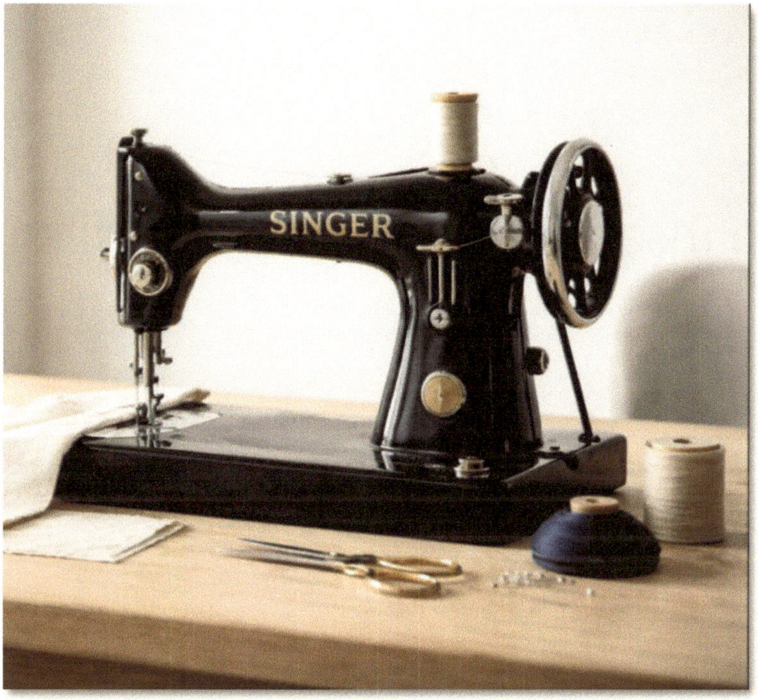

Eskiden insanlar birçok şeyi kendileri dik-
erdi

Uygun olanları birbirleriyle eşleştirin

Görev 1: Hangi resimler birbirine uyuyor?

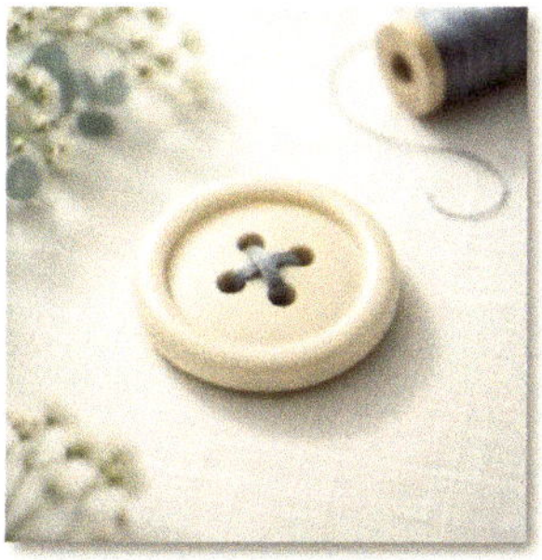	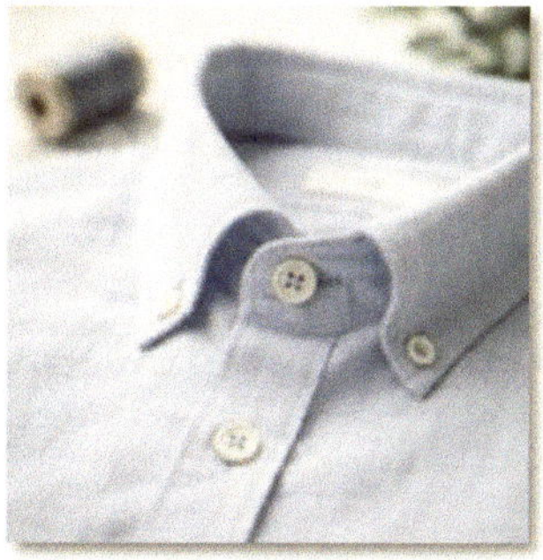
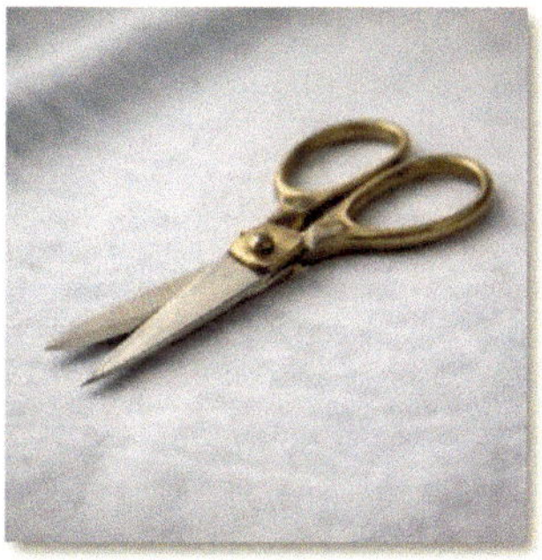	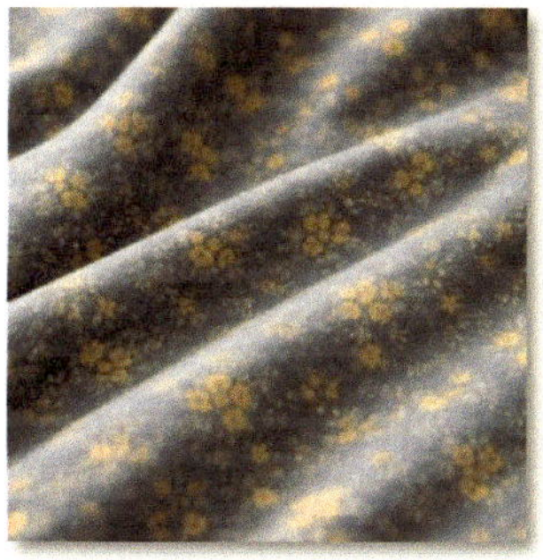
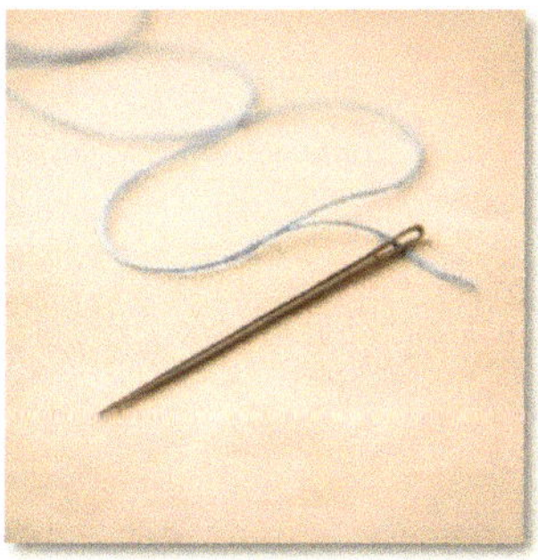	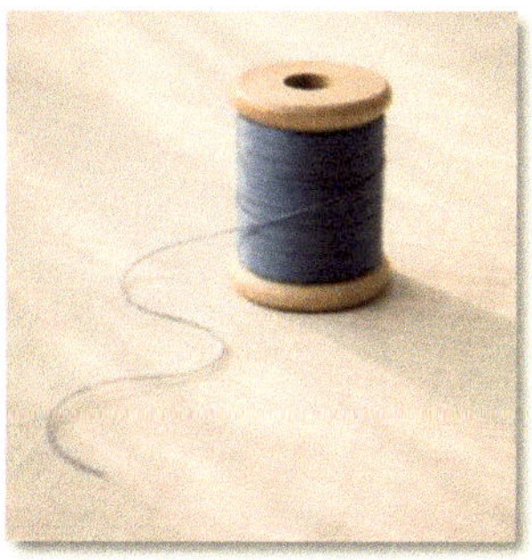

Görev 2: Lütfen soruyu cevaplayın:

→ Eskiden dikiş diker miydiniz?

→ Kendi dikiş makineniz var mıydı?

→ Ne dikmeyi severdiniz?

Görev 3: Size dikiş dikmeyi kim öğretti?

____

Görev 4: Ne tür bir dikiş makineniz vardı?

____

Giysilerin adlarını söylemek

Görev 5: Yüksek sesle okuyun ya da resimleri gösterin:

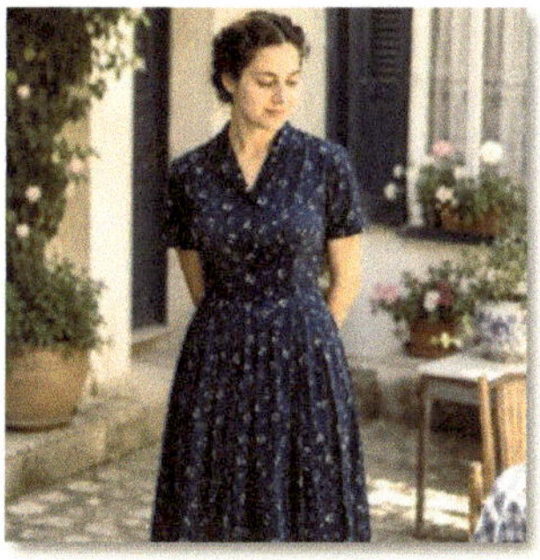	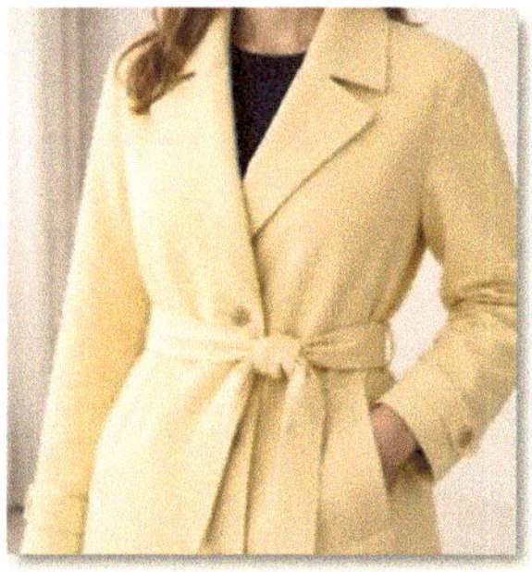
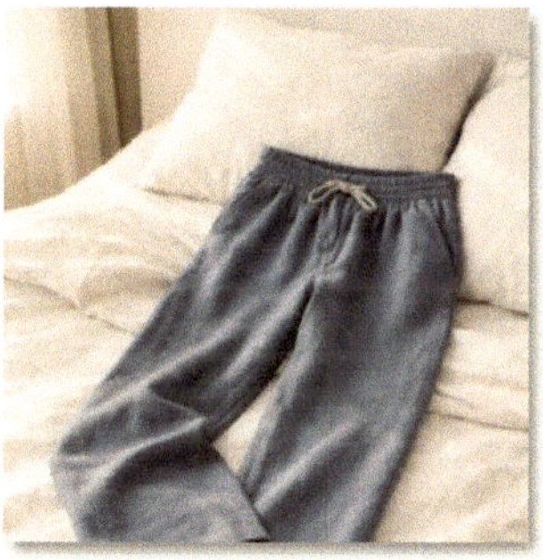	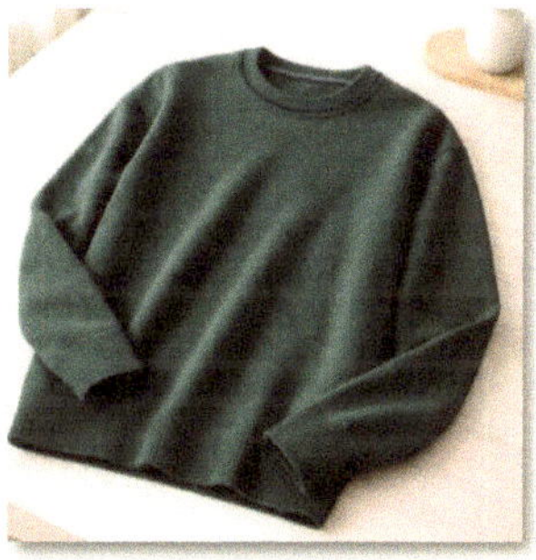
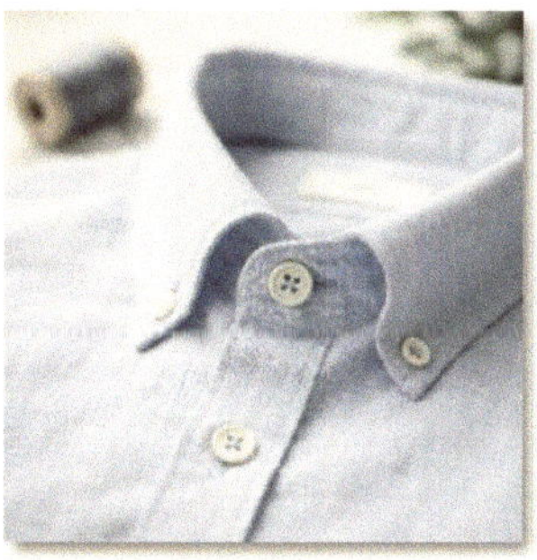	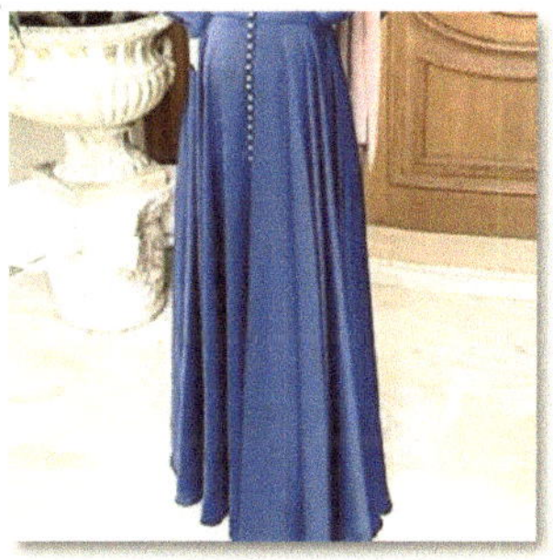

Görev 6: Lütfen soruyu cevaplayın:

→ Eskiden giymeyi en çok sevdiğiniz şey neydi?

____

Görev 7: „Kumaşları tanıma" dokunma kutusu
Malzeme: farklı kumaşlar (pamuk, yün, ipek, kot kumaşı)

Görev 8: Kumaşlara dokunarak hissedin
- gözleriniz kapalıyken de deneyin -

Görev 9: Kumaşları tanımlayın: yumuşak, pürüzsüz, kalın, sıcak

Sorular:

→ En çok hangi kumaşı beğeniyorsunuz?

Bir elbise nasıl yapılır?

Görev 10: Resimleri doğru sıraya getirin:

1.

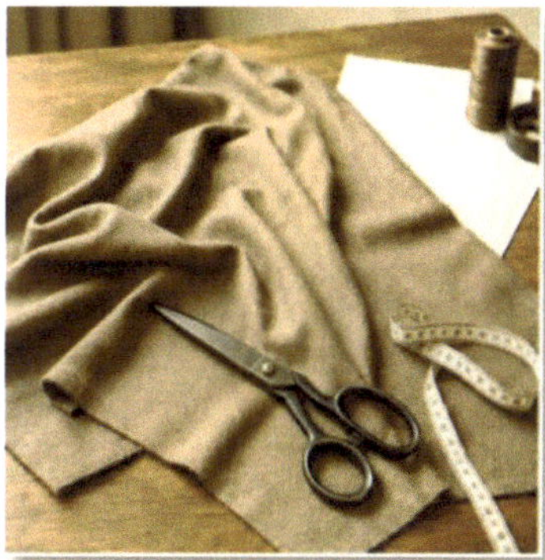

2.

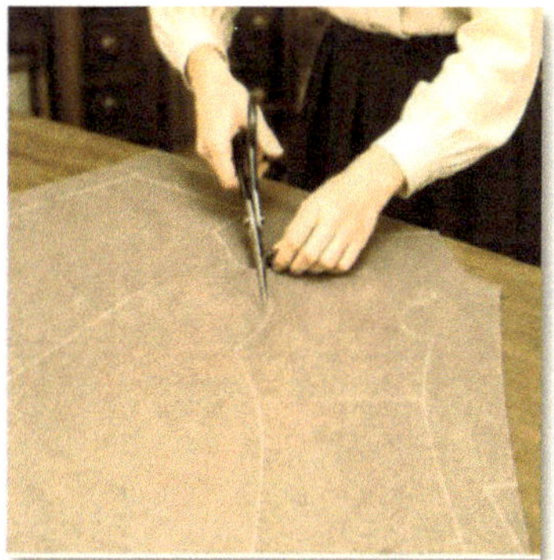

3.

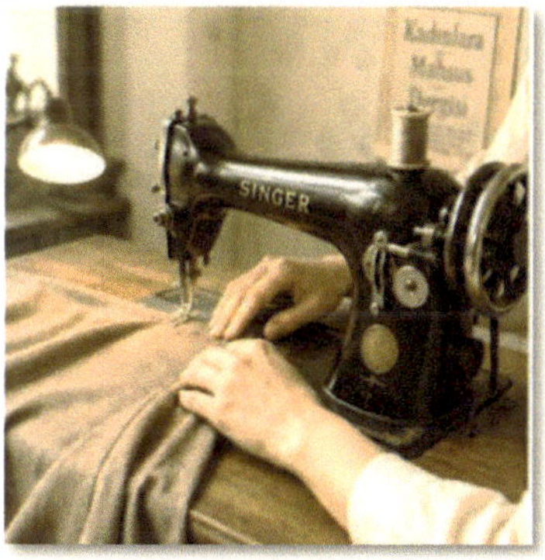

4.

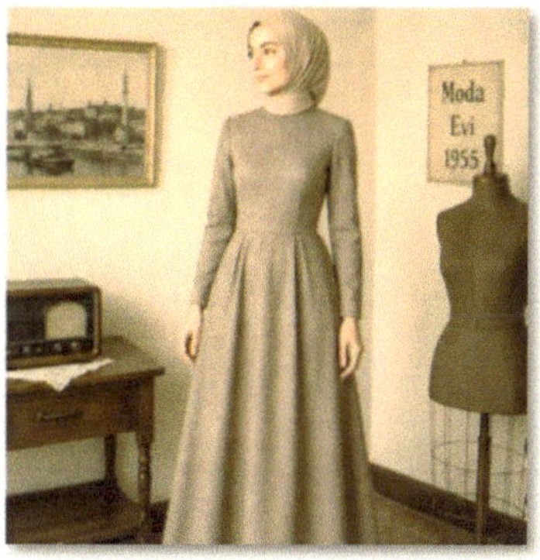

Görev 11: Elbise hazır olana kadar olan adımları adlandırın:

☐ **1.** ________________________________

☐ **2.** ________________________________

☐ **3.** ________________________________

☐ **4.** ________________________________

Görev 12: Lütfen soruyu cevaplayın:

Eskiden özellikle dikmeyi sevdiğiniz bir şey var mıydı?

____

Görev 13: Lütfen soruyu cevaplayın:

→ Örgü ördünüz mü veya tığ işi yaptınız mı?

☐ evet

☐ hayır

Görev 14: Bu atasözleri ne anlama geliyor?

→ *Dikiş tutmamak* ______________________

→ *Kendi söküğünü dikememek* ___________

Varyasyon:

→ Sesli okuma ve birlikte tamamlama

→ Ya da sadece dinletip tahmin ettirme

Görev 15: Lütfen soruyu cevaplayın:

Başka atasözleri biliyor musunuz?

Görev 16: Duyuların harekete geçirilmesi

→ Farklı kumaşları dokunarak hissetme (pamuk, yün, ipek)

→ Düğmeleri ayırma

→ İpliği sarma

Görev 17: Hareket egzersizi „Birlikte dikiş yapıyoruz“

Kumaşı kesiyoruz → ellerle kesme hareketi ✂

İpliği iğneye geçiriyoruz → küçük, sakin el hareketi

Güzel kumaşlar

Görev 18: Hangi kumaşları görüyorsunuz?

1.

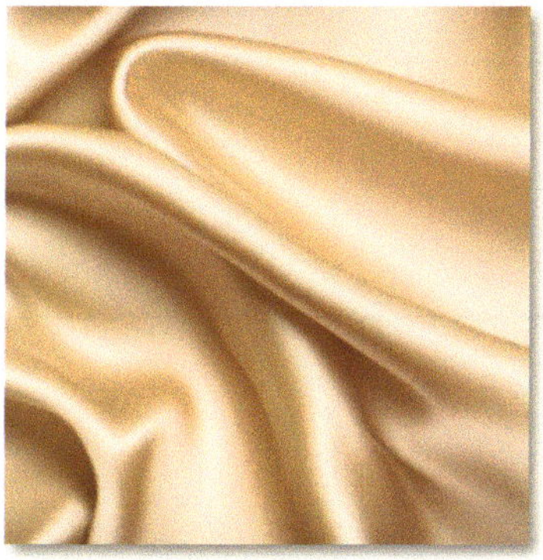

2.

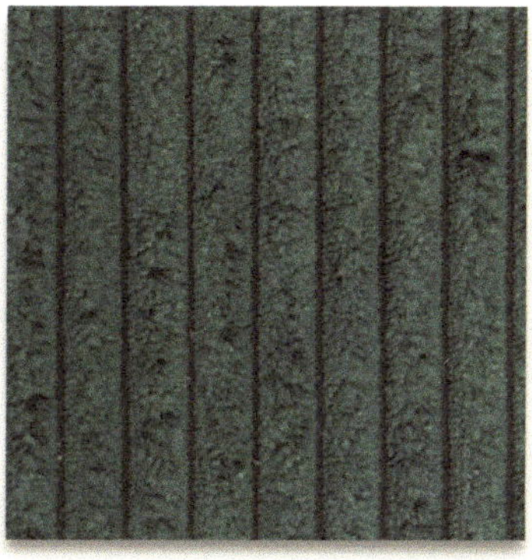

3.

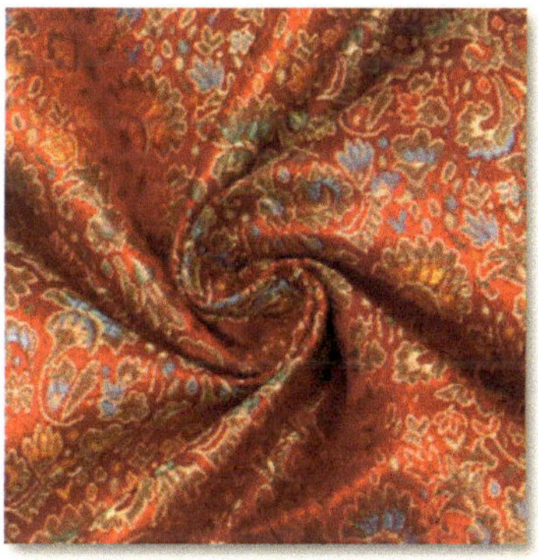

4.

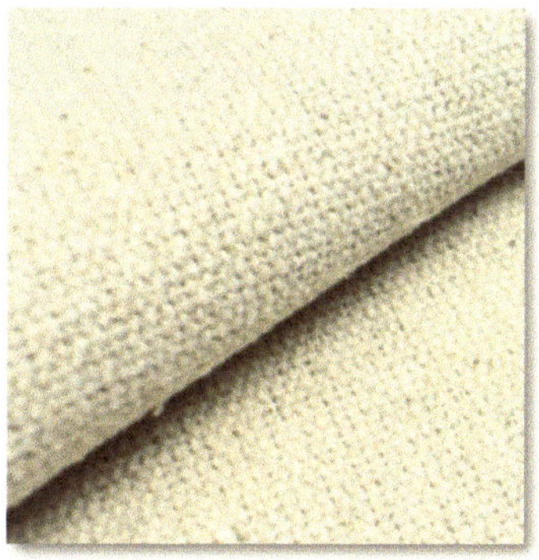

Görev 19: Kumaşlar hangi renkte?

☐ **1.** ______________________________

☐ **2.** ______________________________

☐ **3.** ______________________________

☐ **4.** ______________________________

Görev 20: En sevdiğim kıyafetim...

____

Başardınız!

☐ tek başıma ☐ yardım aldım

ESKİDEN HASTA BAKIMI

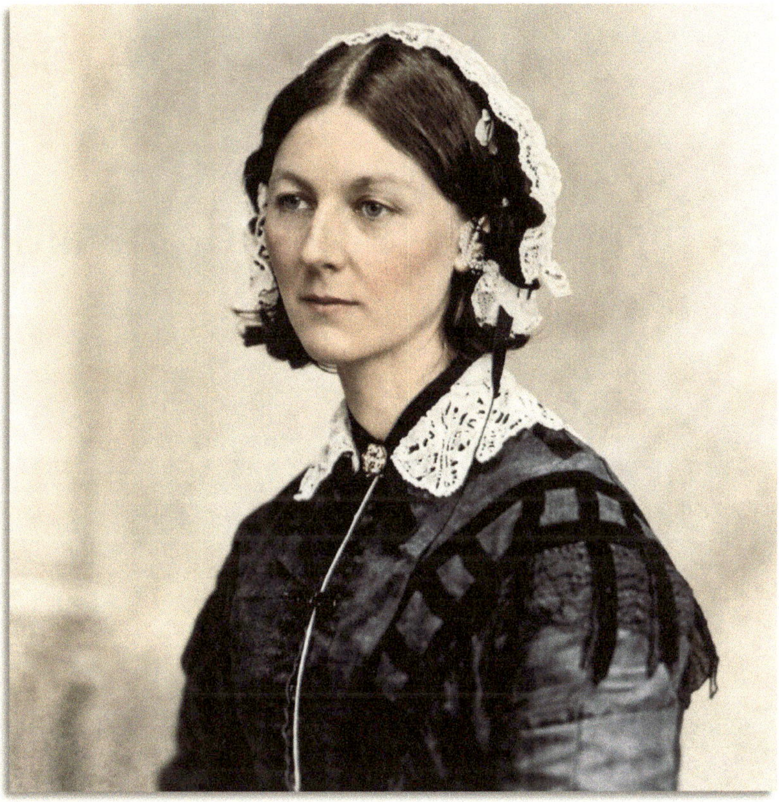

Eskiden biri hasta olduğunda nasıldı?

Hastane

Görev 1: Resimleri anlatın.

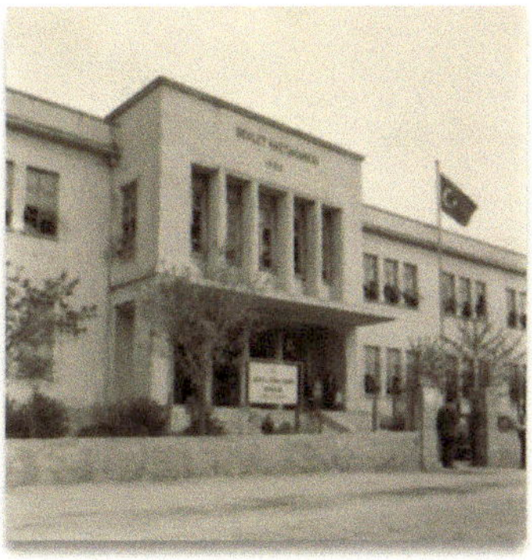

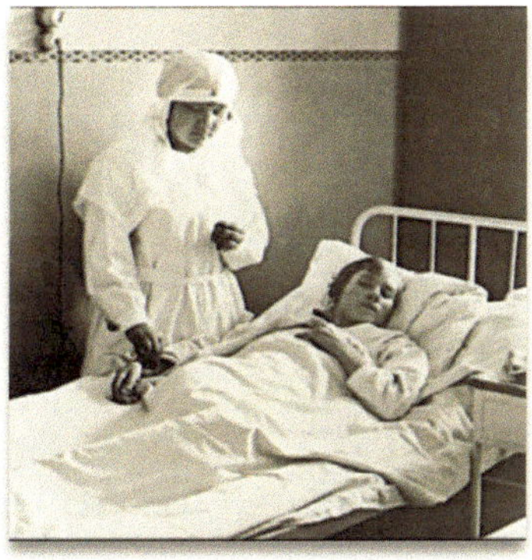

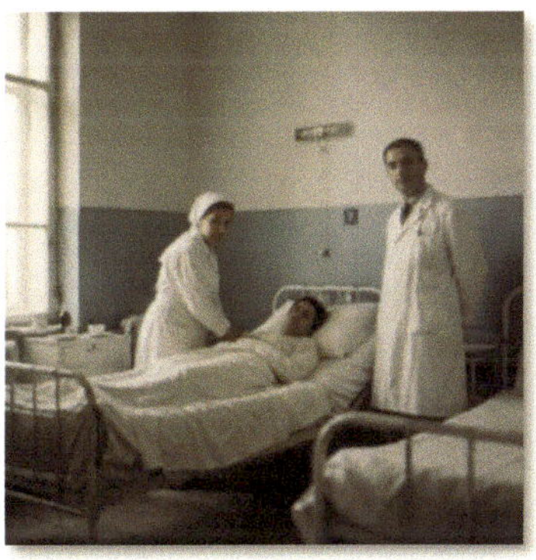

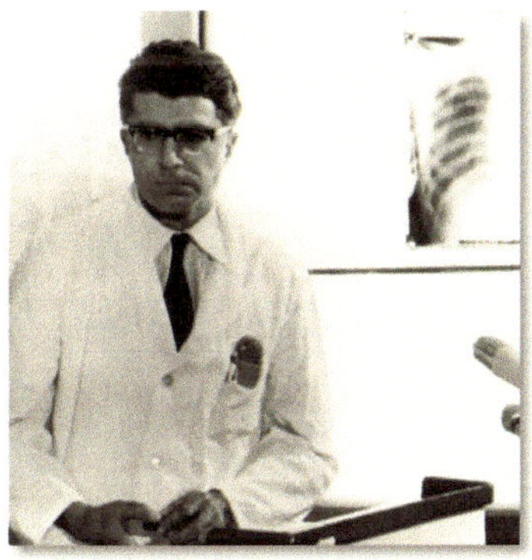

Görev 2: Lütfen soruları cevaplayın:

→ Ne görüyorsunuz?

→ Orada ne yapılıyor?

→ Burada kim yardım ediyor?

Görev 3: Bir hemşire ne yapar?

☐ Doktora yardım eder

☐ Hastaya yemek getirir

☐ Hastalara bakar

Görev 4: Hastanedeki yemekler nasıldı?

☐ yeterince sıcaktı

☐ tadı güzeldi

☐ basit ve sıkıcıydı

☐ porsiyonlar çok küçüktü

☐ odaya zamanında getirildi

Görev 5: Hastanede birçok şey vardır.
Örneğin bir termometre ya da bandajlar.

☐ Bu şeyleri tanıyor musunuz?

☐ Bunlar ne için kullanılır?

Görev 6: Eskiden birçok şey farklıydı.

→ *Eskiden biri hasta olduğunda nasıldı?*

____

→ *Kim kiminle ilgilenirdi?*

____

Hangi resimler birbirine ait?

Görev 7: Resimleri gösterin...

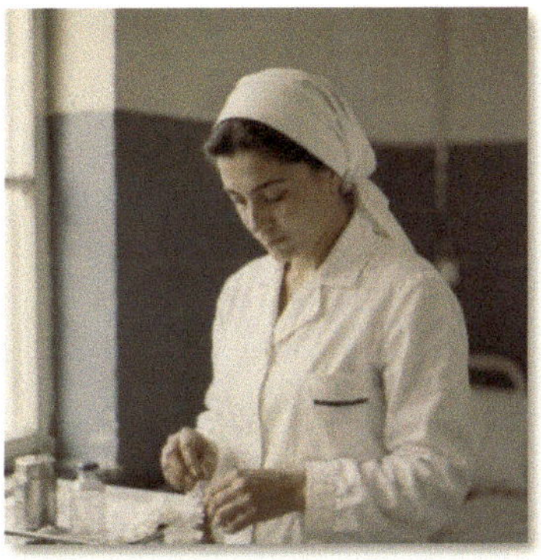

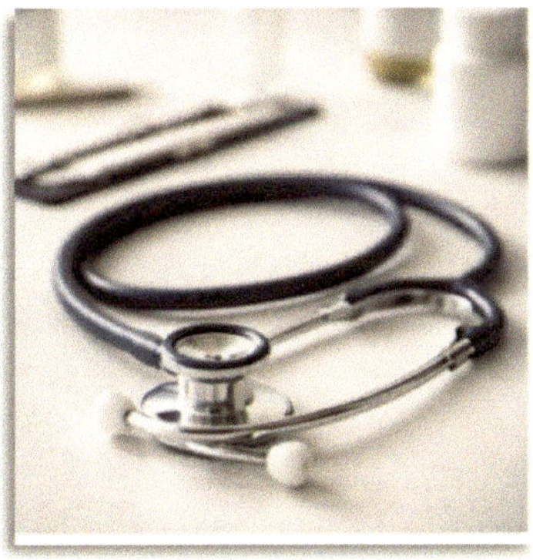

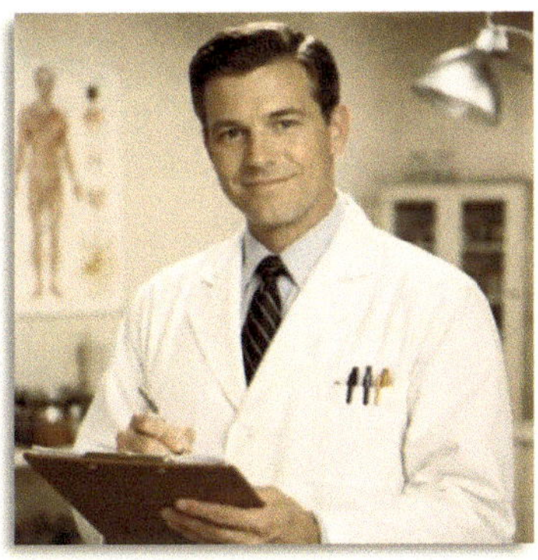

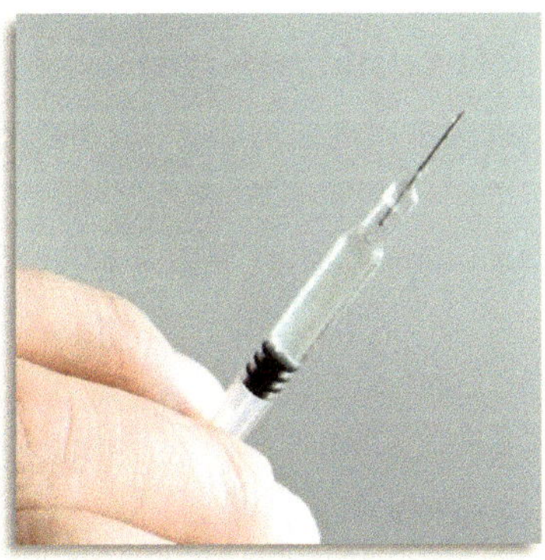

Görev 8: Bir hemşirenin iş günü

Hemşire sabah çalışıyor mu?

☐ evet

☐ hayır

Hemşire öğleden sonra çalışıyor mu?

☐ evet

☐ hayır

Geceleri çalışıyor mu?

☐ evet

☐ hayır

Başardınız!

☐ tek başıma ☐ yardım aldım

ESKİDEN ALIŞVERİŞ

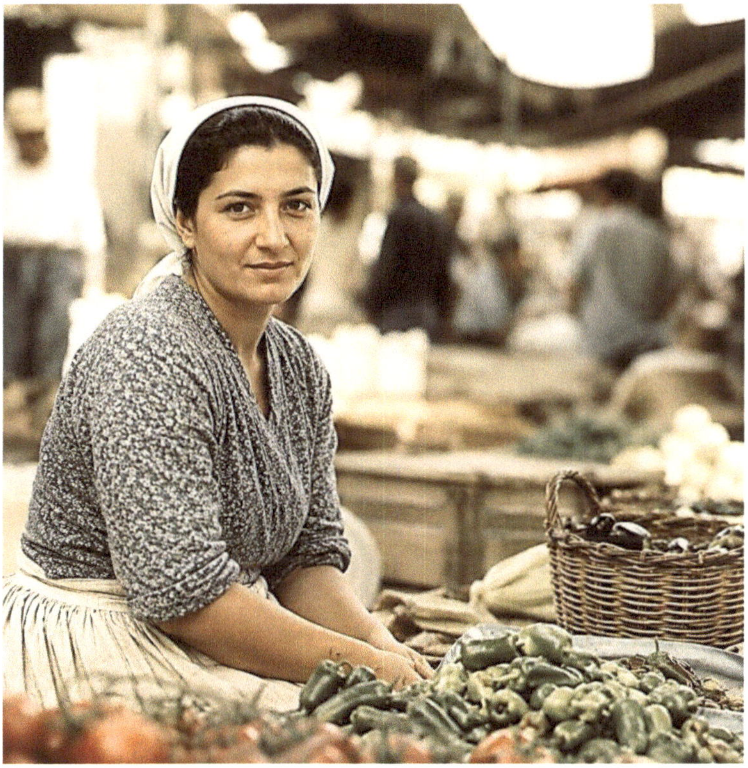

Hatırlamak ve anlatmak

Dikkatlice bakın...

Görev 1: Eskiden nereden alışveriş yapardınız?

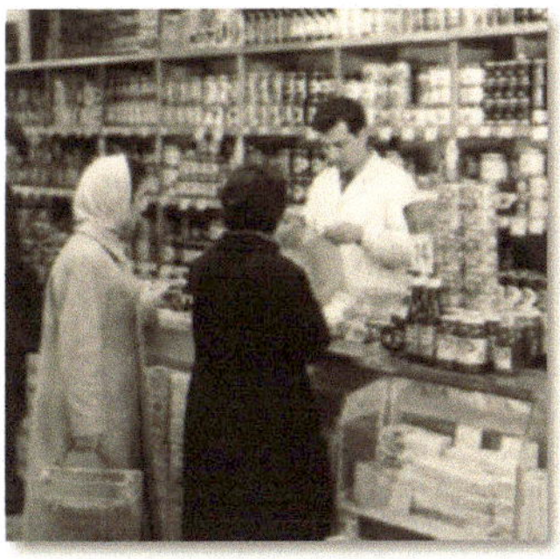

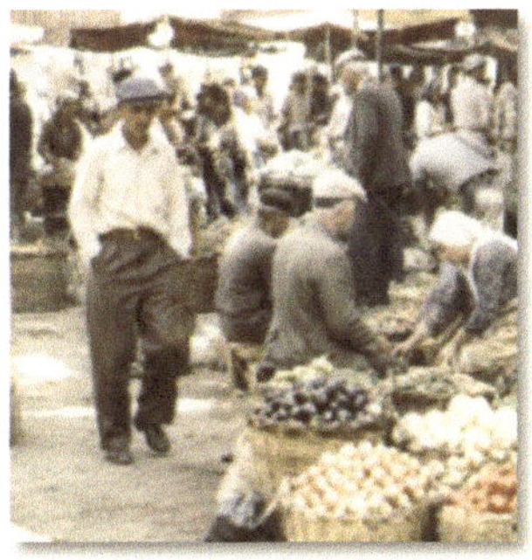

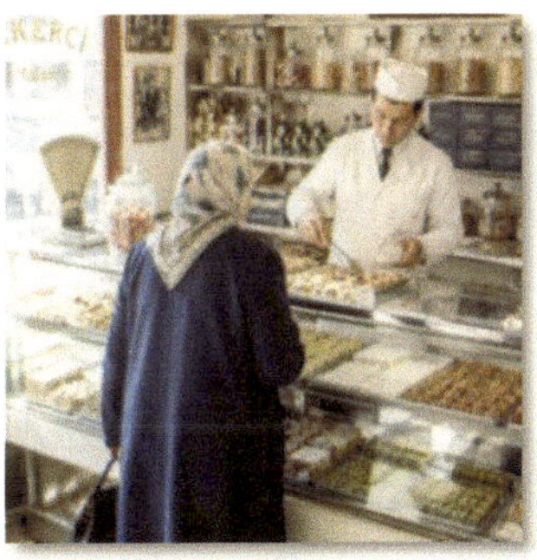

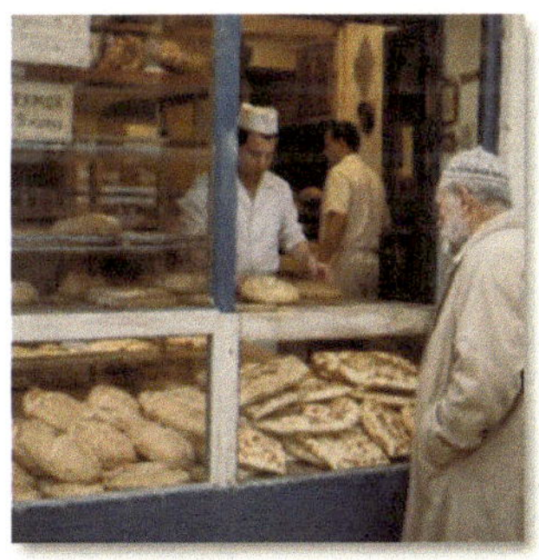

Görev 2: Lütfen soruları cevaplayın:

→Neler satın alınabilirdi?

→Kokuları nasıldı?

Görev 3: Bunların hepsi alışverişe dahil mi?

Turp – Süt – Terazi – Kasa – Sepet – Para
Armut – Yumurta

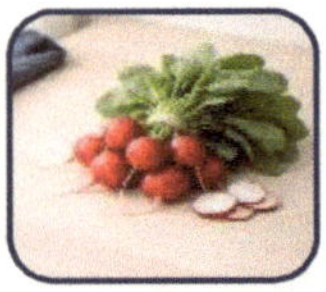
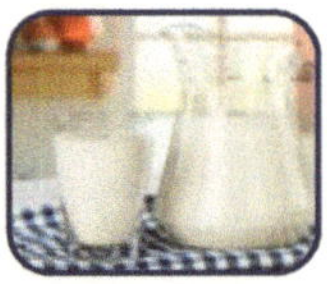
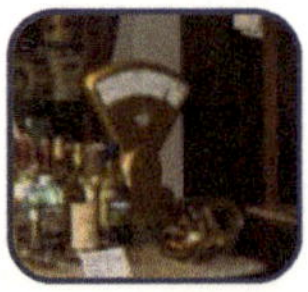
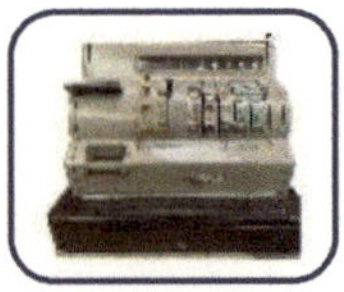

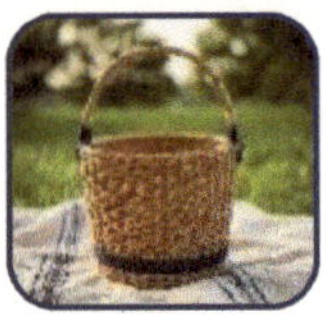
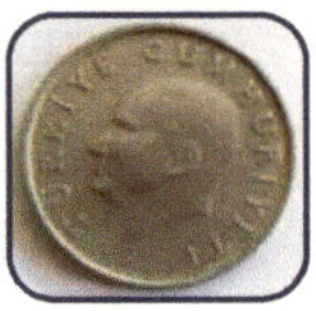
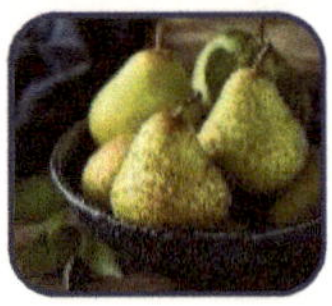
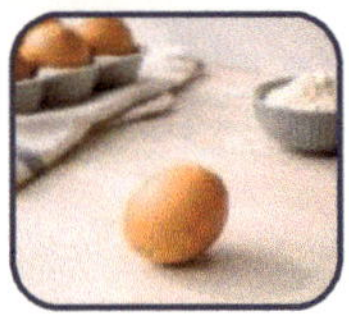

Görev 4: Okuma, sınıflandırma

→ Görev 3'teki kelimeleri yüksek sesle okuyun

→ Kelimeleri kategorilere ayırın (yiyecekler / eşyalar)

Görev 5: Yakınınızda küçük bir dükkân var mıydı?

→ En çok hangi dükkâna gitmeyi severdiniz?

→ Eskiden bir dükkân nasıl görünürdü?

Görev 6: Cümleyi tamamlayın:

→ *Eskiden alışverişe giderdim ve...*

____

→ *Özellikle şunu hatırlıyorum ...*

____

Böyle bir fiyat listesi gördünüz mü?

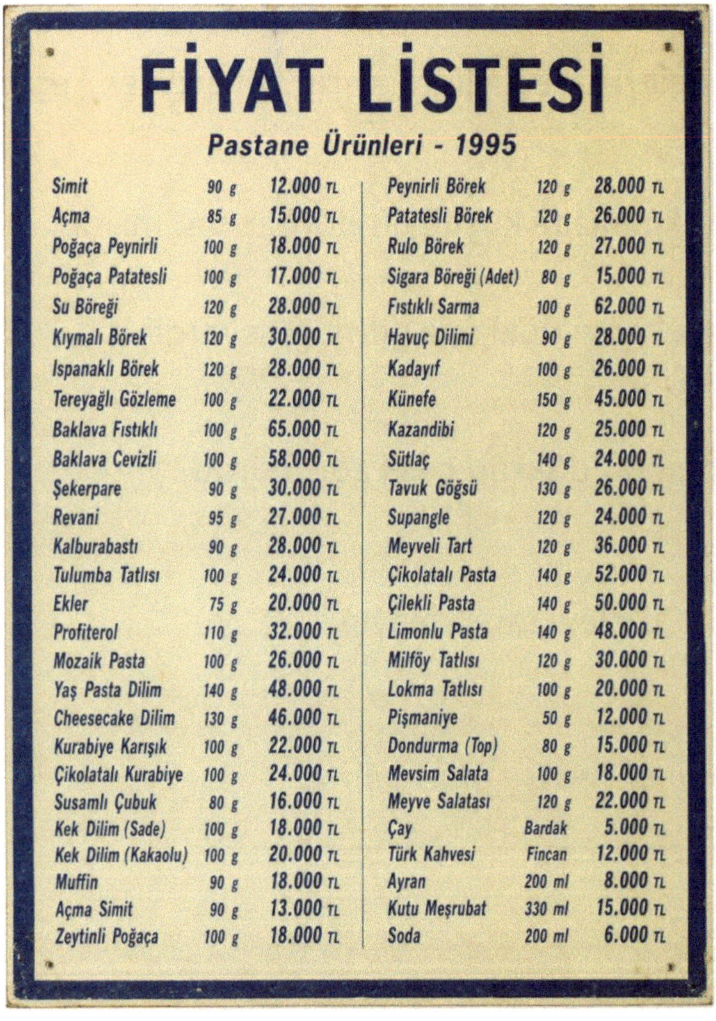

FİYAT LİSTESİ

Pastane Ürünleri - 1995

Ürün	Miktar	Fiyat	Ürün	Miktar	Fiyat
Simit	90 g	12.000 TL	Peynirli Börek	120 g	28.000 TL
Açma	85 g	15.000 TL	Patatesli Börek	120 g	26.000 TL
Poğaça Peynirli	100 g	18.000 TL	Rulo Börek	120 g	27.000 TL
Poğaça Patatesli	100 g	17.000 TL	Sigara Böreği (Adet)	80 g	15.000 TL
Su Böreği	120 g	28.000 TL	Fıstıklı Sarma	100 g	62.000 TL
Kıymalı Börek	120 g	30.000 TL	Havuç Dilimi	90 g	28.000 TL
Ispanaklı Börek	120 g	28.000 TL	Kadayıf	100 g	26.000 TL
Tereyağlı Gözleme	100 g	22.000 TL	Künefe	150 g	45.000 TL
Baklava Fıstıklı	100 g	65.000 TL	Kazandibi	120 g	25.000 TL
Baklava Cevizli	100 g	58.000 TL	Sütlaç	140 g	24.000 TL
Şekerpare	90 g	30.000 TL	Tavuk Göğsü	130 g	26.000 TL
Revani	95 g	27.000 TL	Supangle	120 g	24.000 TL
Kalburabastı	90 g	28.000 TL	Meyveli Tart	120 g	36.000 TL
Tulumba Tatlısı	100 g	24.000 TL	Çikolatalı Pasta	140 g	52.000 TL
Ekler	75 g	20.000 TL	Çilekli Pasta	140 g	50.000 TL
Profiterol	110 g	32.000 TL	Limonlu Pasta	140 g	48.000 TL
Mozaik Pasta	100 g	26.000 TL	Milföy Tatlısı	120 g	30.000 TL
Yaş Pasta Dilim	140 g	48.000 TL	Lokma Tatlısı	100 g	20.000 TL
Cheesecake Dilim	130 g	46.000 TL	Pişmaniye	50 g	12.000 TL
Kurabiye Karışık	100 g	22.000 TL	Dondurma (Top)	80 g	15.000 TL
Çikolatalı Kurabiye	100 g	24.000 TL	Mevsim Salata	100 g	18.000 TL
Susamlı Çubuk	80 g	16.000 TL	Meyve Salatası	120 g	22.000 TL
Kek Dilim (Sade)	100 g	18.000 TL	Çay	Bardak	5.000 TL
Kek Dilim (Kakaolu)	100 g	20.000 TL	Türk Kahvesi	Fincan	12.000 TL
Muffin	90 g	18.000 TL	Ayran	200 ml	8.000 TL
Açma Simit	90 g	13.000 TL	Kutu Meşrubat	330 ml	15.000 TL
Zeytinli Poğaça	100 g	18.000 TL	Soda	200 ml	6.000 TL

MISAFİRPERVERLİK

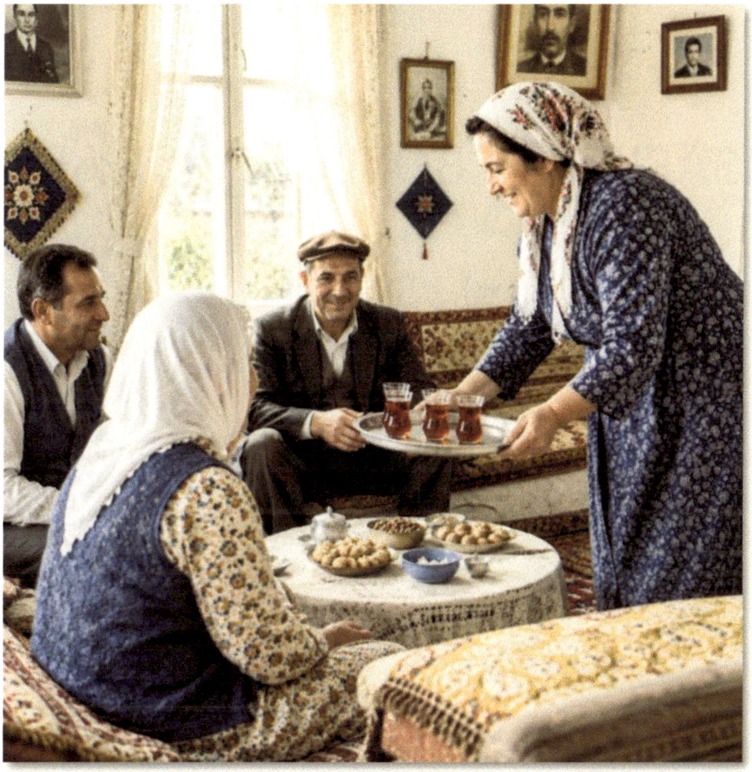

MISAFIRLERI BÖYLE KARŞILARDIK

Görev 1: Lütfen soruları cevaplayın

Eskiden sık sık misafir gelir miydi?	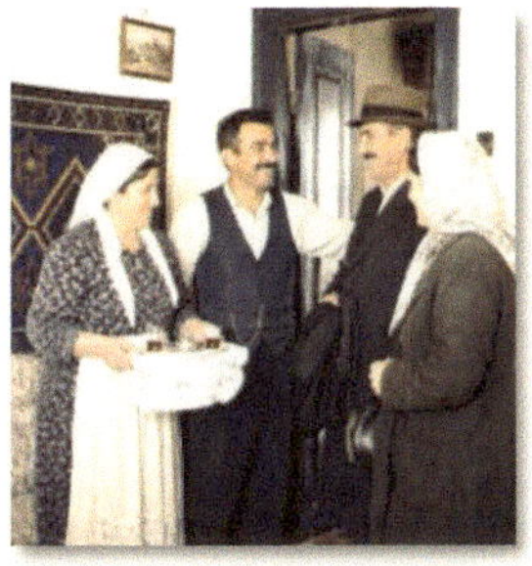
Misafirler nasıl karşılanırdı?	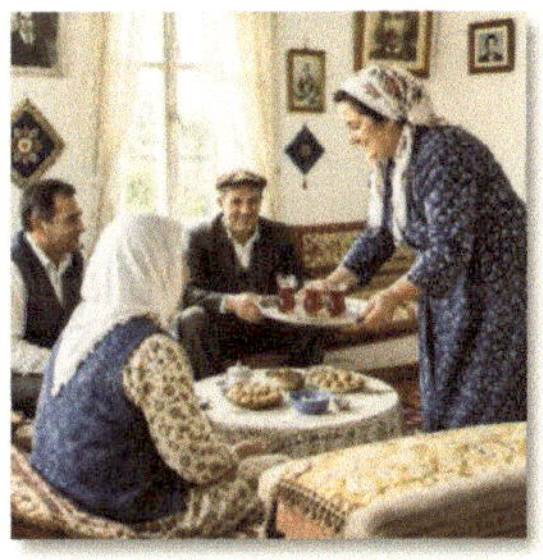
Çayı kim hazırlardı?	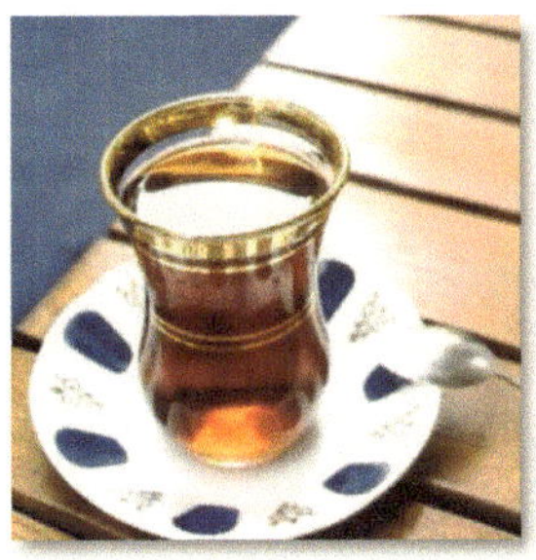

Görev 2: Eksik kelimeyi tamamlayın:

→ Bir misafir ... getirir

- neşe

→ Çay, arkadaşlarla içildiğinde ...

- daha lezzetli olur

→ Misafirler ...

- hoş karşılanır

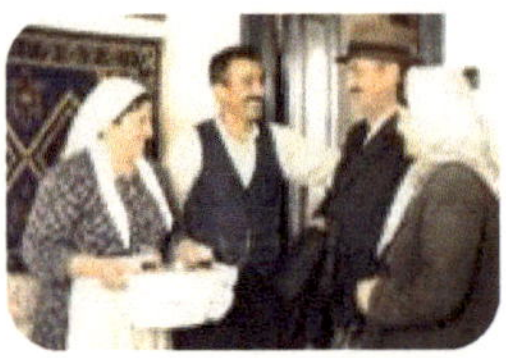
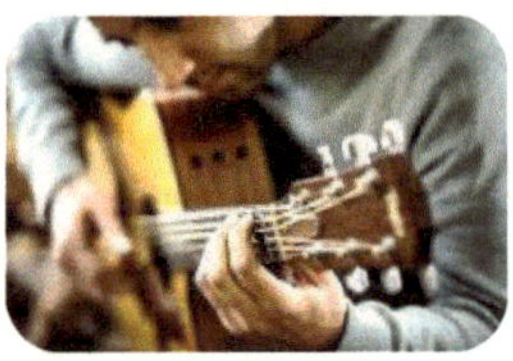
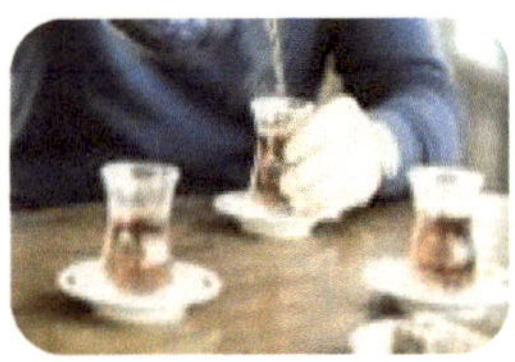

Hangisi doğru?

Görev 3: İşaret:

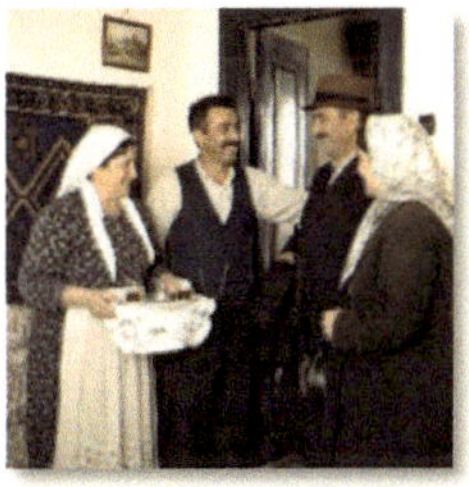	**Kimler ziyarete geldi ?**	☐ Teyze ☐ Kuzen ☐ Babaanne
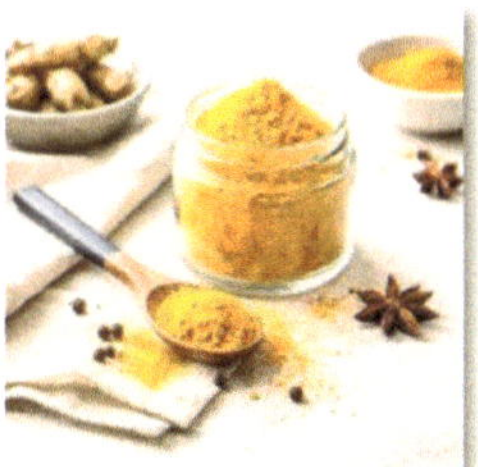	**Ne pişirildi ?**	☐ Çorba ☐ Dolma ☐ Güveç
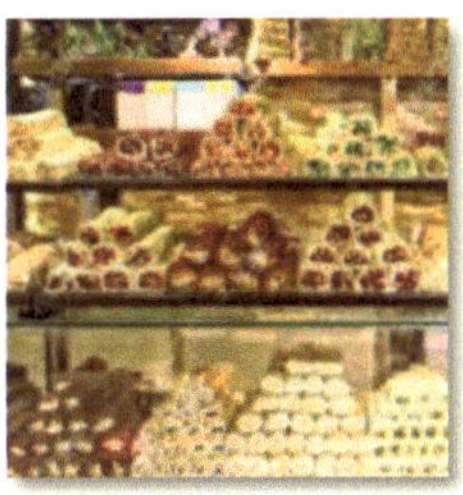	**Hangi tatlılar vardı ?**	☐ Baklava ☐ Helva ☐ Lokma

Görev 4: İyi bir ev sahibi nasıl olur?

Dost canlısı

→ ☐

Misafirlerini rahat ettiren

→ ☐

Bir şeyler ikram etmeyi teklif eden

→ ☐

Gülümseyen

→ ☐

→ *İyi bir ev sahibi...*_______

Hangileri eşleşir?

Görev 5: Bir çizgi çekin:

Baklava bir ...dır	o	o	Kibarca karşılanır
Çay ... içinde servis edilir	o	o	Nezaket
Ziyaret	o	o	Tatlı
Bir misafir ...	o	o	çay bardağı
Misafirperverlik	o	o	Sohbet

Görev 6: Doğru kelimeleri yerleştirin.

kelime havuzu
Çiçekler – Tava – Güveç

→ *Masanın üzerinde ne olmalı?*

______

→ *Ocakta ne vardır?*

______

→ *Misafirlere ne servis edilir?*

______

Görev 7: Bu atasözü gerçekten var mı?

Aç ayı oynamaz	☐ *Doğru*	☐*Yanlış*
Ne ekersen, onu biçersin	☐ *Doğru*	☐*Yanlış*
Eşek hoşaftan ne anlar?	☐ *Doğru*	☐*Yanlış*
Lafla peynir gemisi yürümez	☐ *Doğru*	☐*Yanlış*
Ders çalışmayı sevmez	☐ *Doğru*	☐*Yanlış*
İki karpuz bir koltuğa sığmaz	☐ *Doğru*	☐*Yanlış*

Hatırlama turu

Görev 8: Hangi anılarınız var...

Düğün

Ramazan

Aile

Geziler

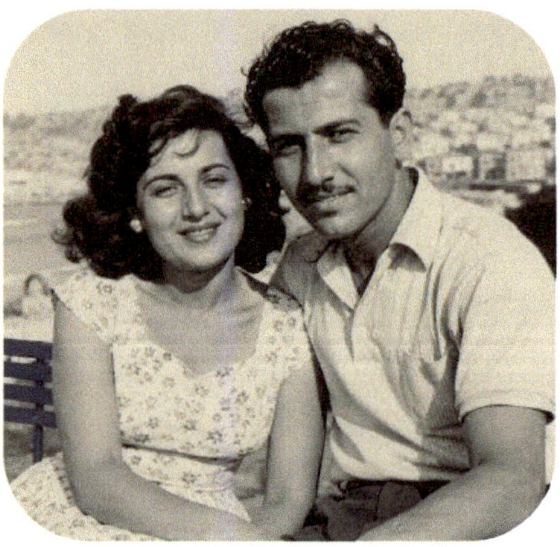

NOKTALARI BİRLEŞTİR VE KEŞFET

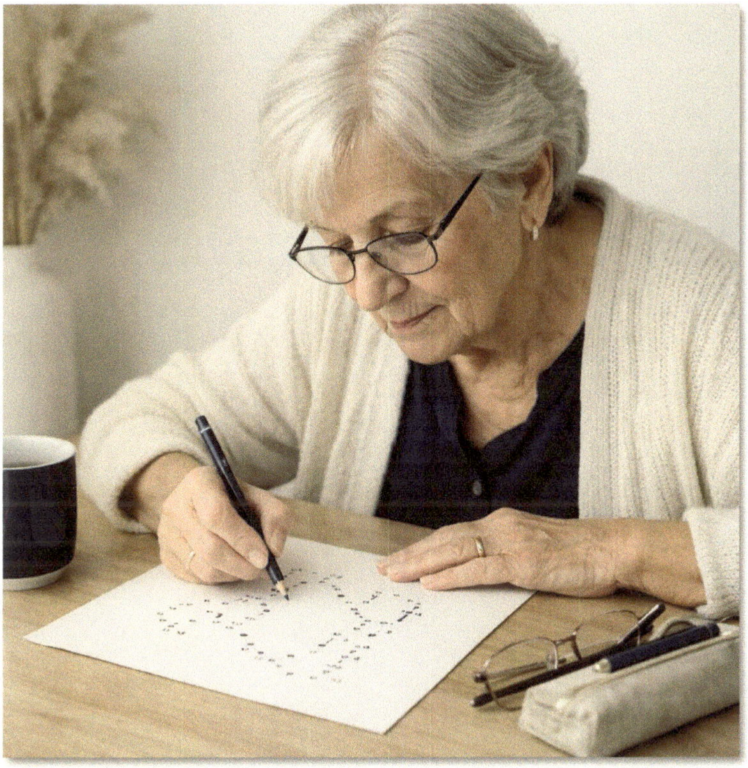

Kalemi alın ve başlayın ...

Noktaları birleştirin ve keşfedin

Görev 1: 1’den 10’a kadar noktaları birleştirin.

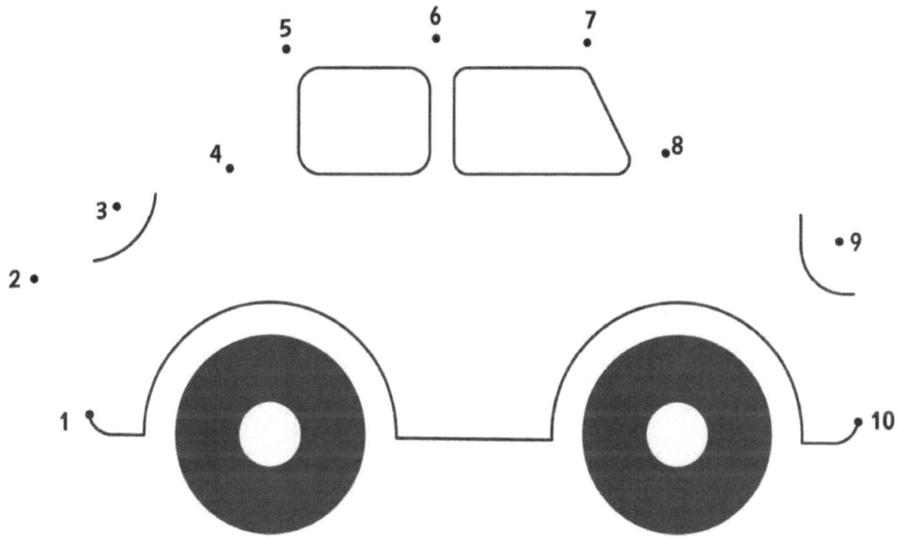

Görev 2: Lütfen soruları cevaplayın.

→ *Eskiden araba kullanmayı ya da arabayla seyahat etmeyi sever miydiniz?*

____

En çok nereye gitmeyi severdiniz?

____

Noktaları birleştirin ve keşfedin

Görev 3: 1'den 22'ye kadar noktaları birleştirin.

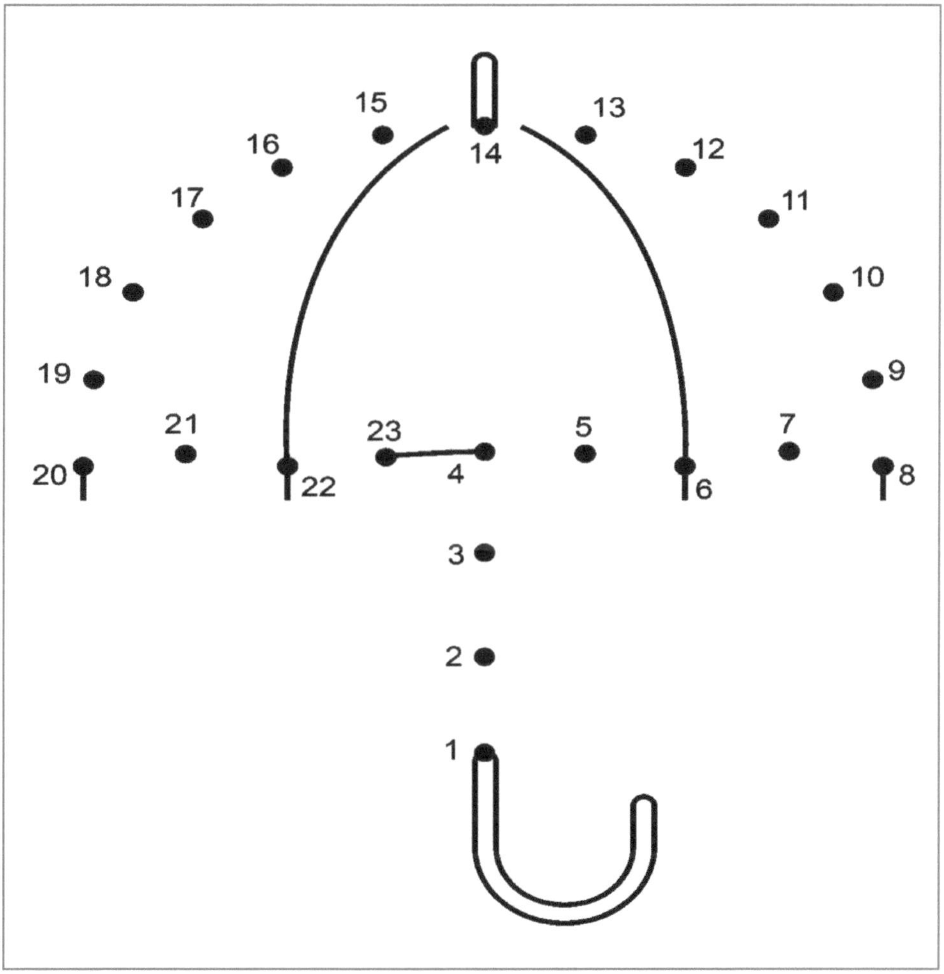

Görev 4: Lütfen soruları cevaplayın:

→ Ne zaman şemsiyeye ihtiyaç duyarız?

→ Yağmuru mu yoksa güneşi mi daha çok seversiniz?

→ Yağmurlu bir günü hatırlıyor musunuz?

Görev 5: Cümleler kurun:

→ *En sevdiğim hava ...__________, çünkü* ___________

→ *Yağmurda ... ihtiyacım olur.*

____

Noktaları birleştirin ve keşfedin

Görev 6: Harfleri a’dan z’ye ve ardından A’dan I’ye kadar birleştirin.

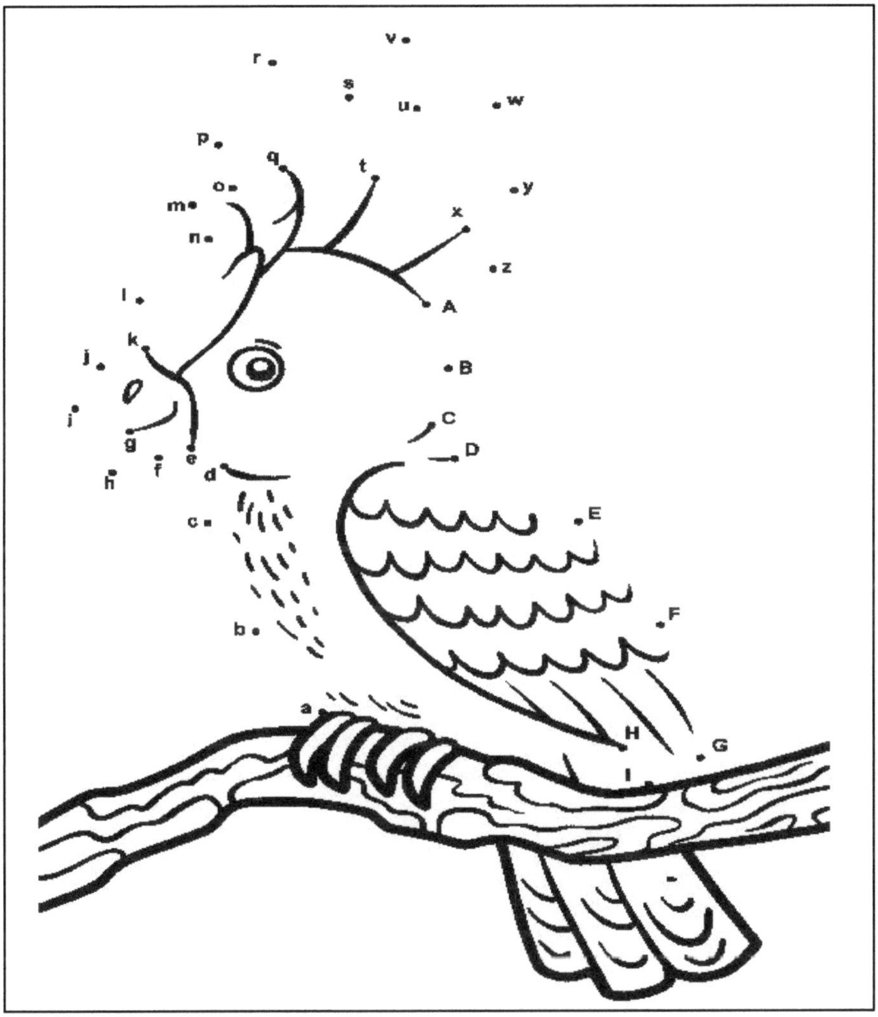

Görev 7: Lütfen soruları cevaplayın:

→ Hangi kuşları biliyorsunuz?

→ Eskiden kuşların olduğu bir bahçeniz var mıydı?

→ Hiç kuş beslediniz mi?

Görev 8: Sesi taklit edin.

Bir kuşun sesi nasıldır?

Başardınız!

☐ tek başıma ☐ yardım aldım

HESAP ALIŞTIRMALARI

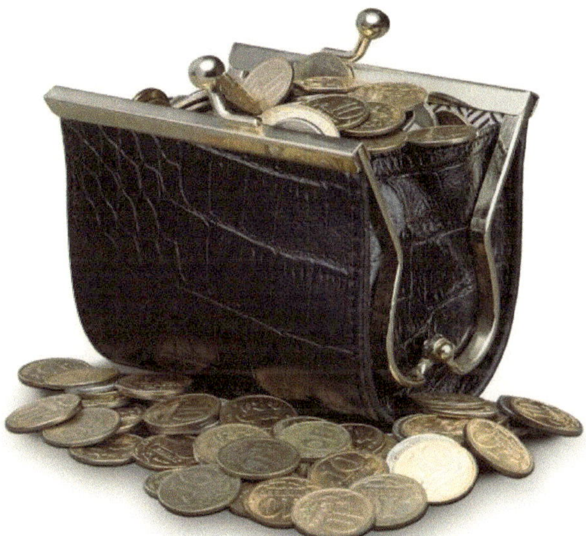

Hayatımızda bize eşlik eden sayılar

Basit hesaplama alıştırmaları

Görev 1: Lütfen birlikte sayın.

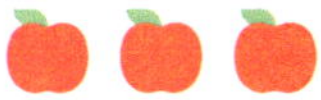

Kaç elma görüyorsunuz? ___

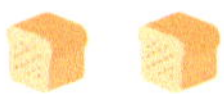

Burada kaç ekmek var? ___

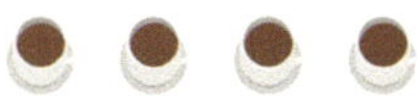

Kaç fincan var? ___

Kaç çiçek var? ___

Görev 2: Lütfen toplamını yazınız.

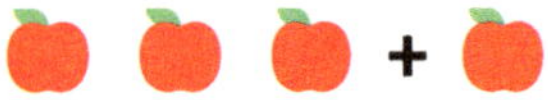 = _____

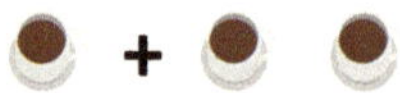 = _____

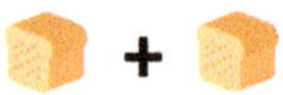 = _____

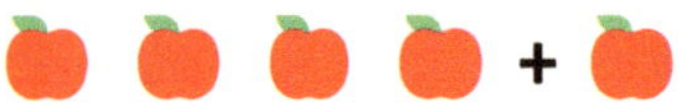 = _____

Günlük hesaplama

Görev 3: Lütfen soruları cevaplayınız.

Günlük hayatta daha önce nerede hesap yaptınız?	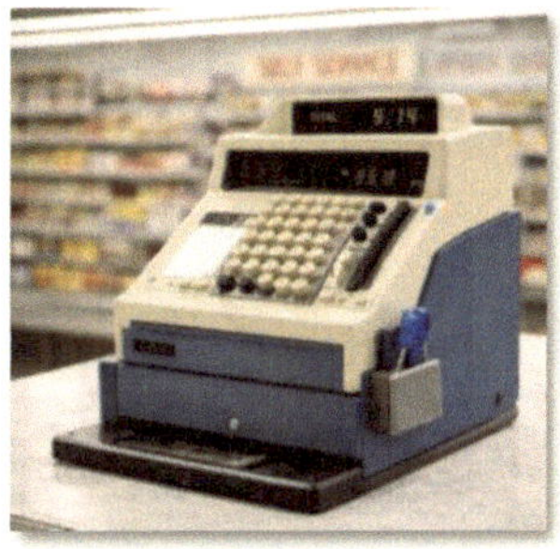
Alışveriş yaparken mi yoksa yemek pişirirken mi?	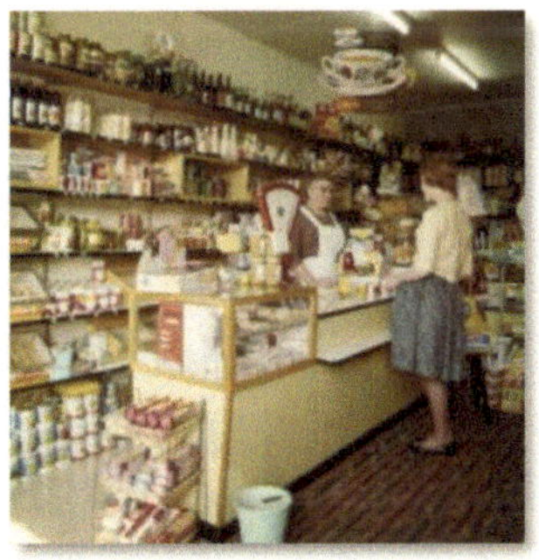

Görev 4: Zihinden hesaplama

→ *2 artı 3 kaçtır?*

____

→ *Eğer bir elmam varsa ve bir tane daha alırsam – toplam kaç tane elmam olur?*

____

Görev 5: Birlikte 10'a kadar sayıyoruz.

1 – 2 – 3 – 4 – 5 – 6 – 7 – 8 – 9 – 10

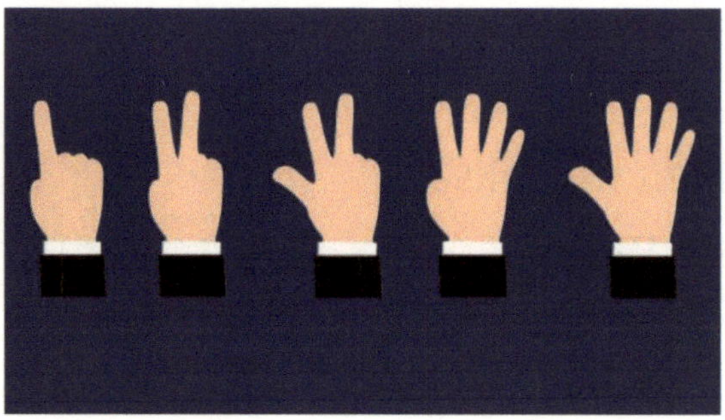

Parmaklarımızla sayıyoruz!

Toplama işlemi

Görev 6: Birlikte 10’a kadar sayıyoruz.

2 + 3 = ______

7 + 8 = ______

1 + 6 = ______

2 + 1 = ______

5 + 2 = ______

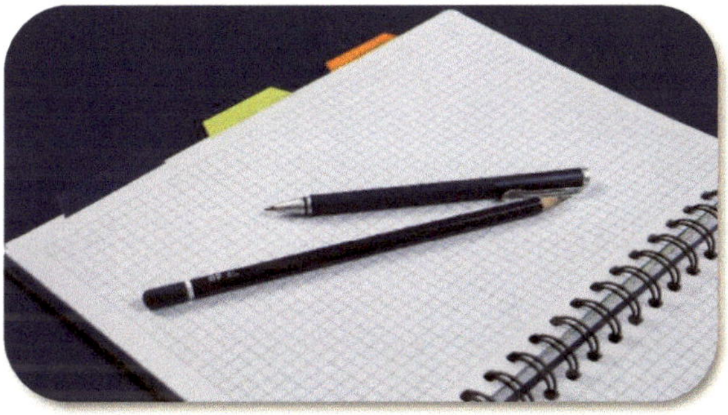

9 + 9 = ______

1 + 9 = ______

6 + 7 = ______

3 + 3 = ______

9 + 8 = ______

Görev 7: Lütfen hesaplayınız...

5 TL'niz var ve 2 TL harcıyorsunuz.
Geriye ne kadar kalır? ☐

Hangi sayı eksik: 2 + ☐ = 4

2'şer sayın: 2, 4, ☐ ☐

7'den sonra ne gelir? ☐

5'ten önce ne gelir? ☐

3 ile 5 arasında hangi sayı vardır? ☐

Günlük yaşam ve para

Görev 8: Fiyatı ne kadar?

Bir ekmek 2 TL tutuyor.
İki ekmek ne kadar tutar? ☐ TL

Bir elma 1 TL tutuyor.
Üç elma ne kadar tutar? ☐ TL

10 TL'niz var.
4 TL'ye bir şey satın alıyorsunuz.
Geriye ne kadar kalır? ☐ TL

Kahve = 2 TL
Kahve = ☐ TL

Görev 9: Eski fiyatları hatırlayabiliyor musunuz?

Ne görüyorsun?		O zamanki fiyatı
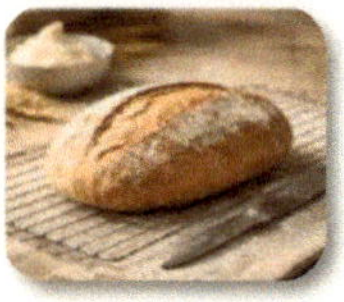	Ekmek	____________TL
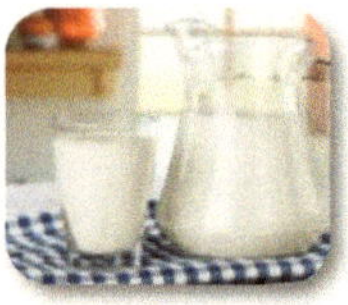	Süt	____________TL
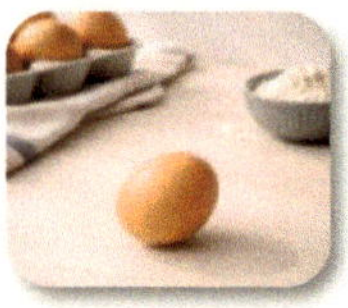	10 yumurta	____________TL
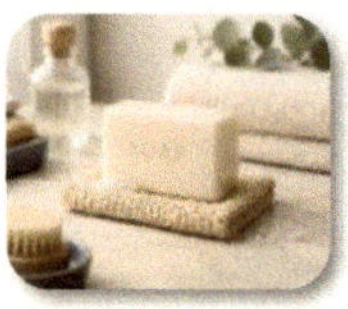	1 kalıp sabun	____________TL
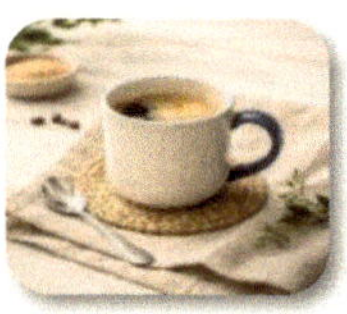	1 fincan kahve	____________TL

LABİRENT

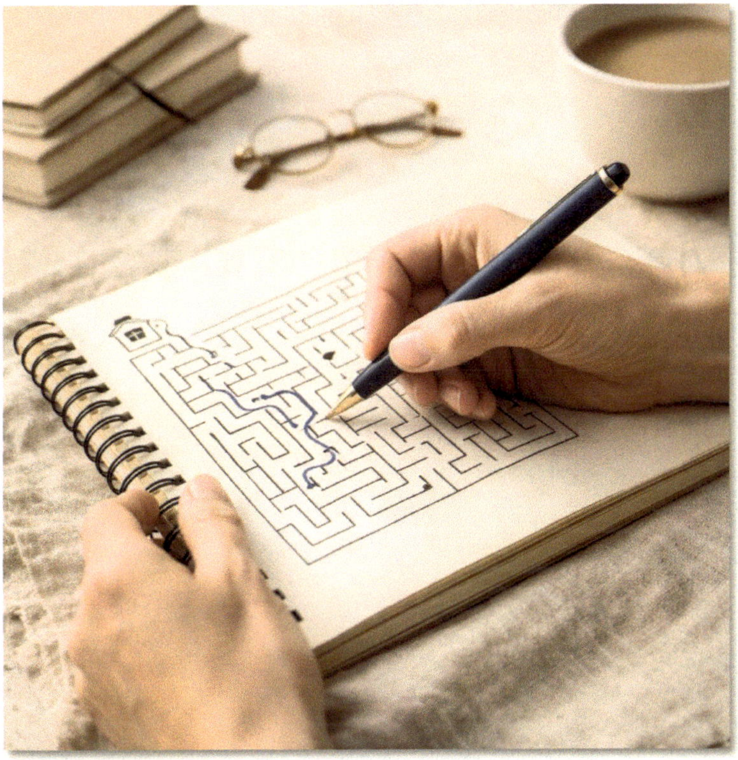

Deneyin – tamamen kendi hızınızda

Araba bozuldu ve tamire gitmesi gerekiyor!

Görev 1: Arabadan başla → Hedef: Tamirhane

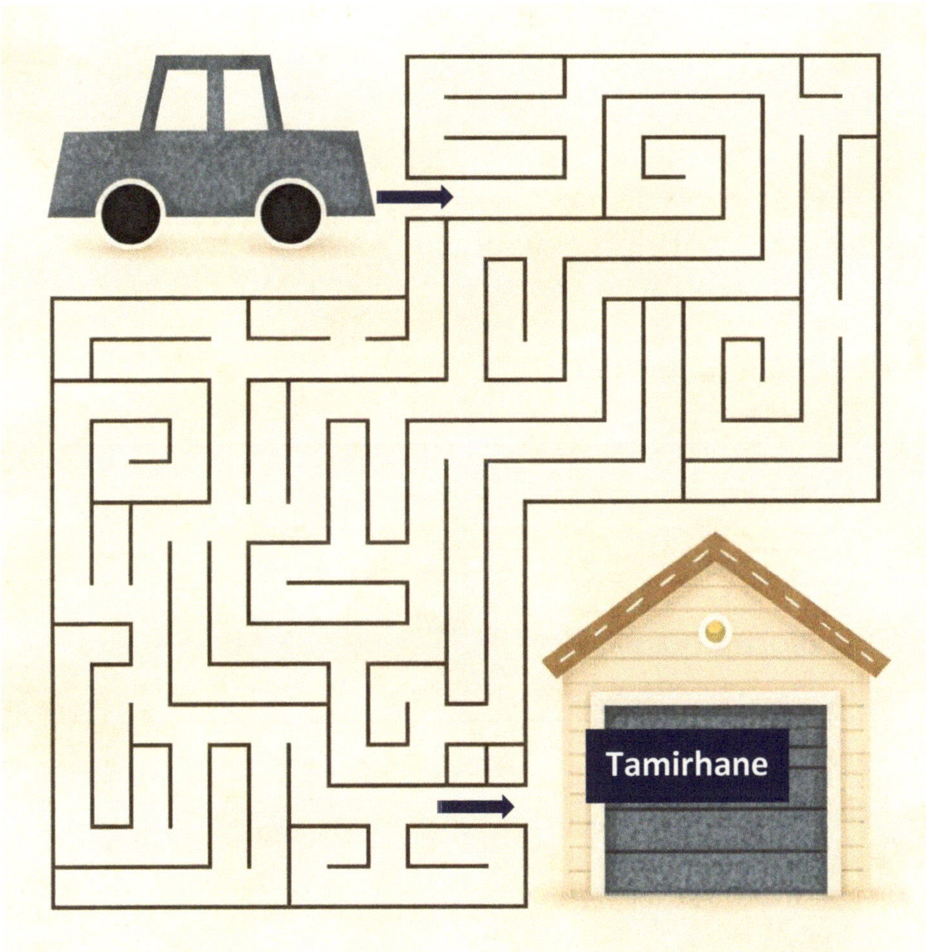

Görev 2: Tamirhaneye geldiniz

→ Tamirhanede ne görüyorsunuz?

→ Bu ne için kullanılır?

Görev 3: Lütfen soruları cevaplayınız:

→ *Tamir için ne gerekir?*

____

→ *Tam olarak bozuk olan ne?*

____

Labirent ve Konuşma

Görev 4: Kedinin hangi yöne gittiğini yüksek sesle söyleyin:

→ Sağa gidiyor...

→ Aşağı iniyor...

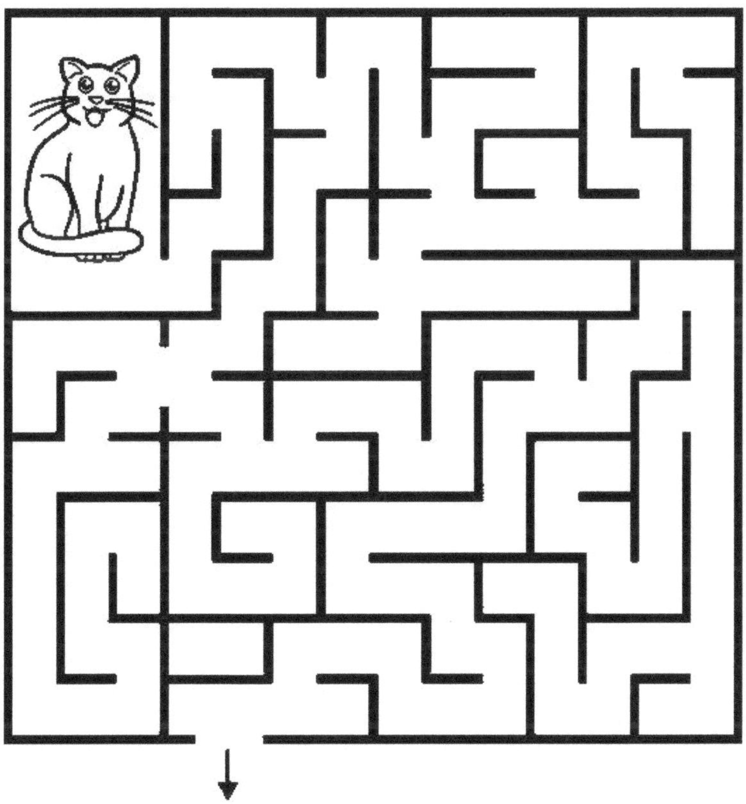

Ortak çalışmalar

Görev 5: Çıkışı bulmak

→ Bir kişi yolu göstersin

→ Bir kişi ilerlesin

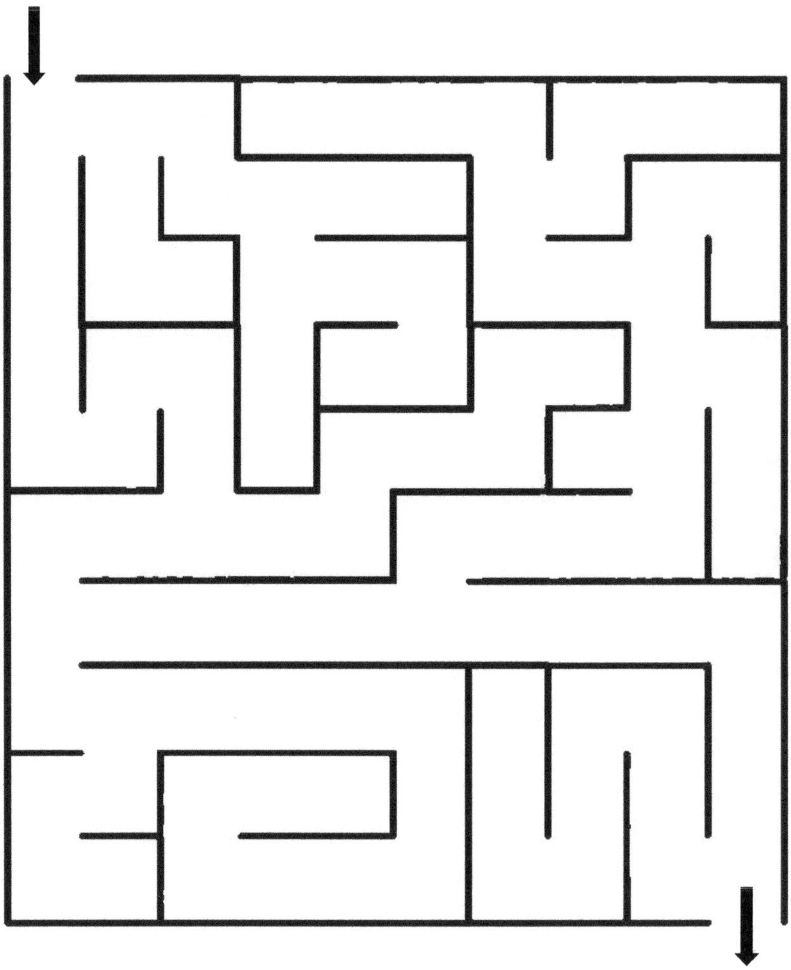

Bu kitap birçok dilde mevcuttur.

Daha fazla bilgi için buraya tıklayın

Bu uygulamalı kitabı beğendiniz mi?

Egzersizleri beğendiyseniz veya günlük hayatınızı kolaylaştırdıysa kısa bir Amazon incelemesi için çok memnun oluruz.

Desteğiniz için teşekkür ederim.